科学防痛风

饮食密码与健康管理

Scientific Gout Prevention

Dietary Strategies and Health Management

许文涛 王德光 / 主编

化学工业出版社

·北京·

内容简介

本书共分五章，从痛风的历史溯源、病因及发病机制，到诊断方法、治疗方案，再到饮食与生活方式调整，层层递进，覆盖疾病管理的全生命周期。无论您是初诊患者、病程多年的“老病友”，还是希望预防高尿酸血症的人群，均能从书中找到适配自身需求的指导。

本书不仅适合痛风患者及其家属阅读，也可作为基层医疗工作者的参考书。

图书在版编目（CIP）数据

科学防痛风：饮食密码与健康管理/许文涛，王德光主编.--北京：化学工业出版社，2026.1.--ISBN 978-7-122-49733-8

Ⅰ.R247.1

中国国家版本馆CIP数据核字第2026EA3297号

责任编辑：邱飞婵
文字编辑：林玥彤　张晓锦
装帧设计：史利平
责任校对：刘曦阳

出版发行：化学工业出版社
（北京市东城区青年湖南街13号　邮政编码100011）
印　　装：河北延风印务有限公司
710mm×1000mm　1/16　印张$11^3/_4$　字数144千字
2026年3月北京第1版第1次印刷

购书咨询：010-64518888
售后服务：010-64518899
网　　址：http://www.cip.com.cn
凡购买本书，如有缺损质量问题，本社销售中心负责调换。

定　　价：59.80元

编写人员名单

主　编　许文涛　王德光

副主编　李　强　王雪荣　朱龙佼

编　者　许文涛　中国农业大学
王德光　安徽医科大学第二附属医院
李　强　毕风堂痛风研究院
王雪荣　安徽医科大学第二附属医院
朱龙佼　中国农业大学
陈美元　北京友谊医院
曹巧娜　中国农业大学
陈妍霖　北京农学院
杜再慧　农业农村部食物与营养发展研究所
董玉兰　中国农业大学
董　峰　中国中医科学院针灸医院
戴沅霖　北京农学院
高聪聪　中国农业大学
高　强　首都医科大学附属北京康复医院

贺晓云　中国农业大学

李相阳　北京农学院

李优伟　首都医科大学附属北京康复医院

田洪涛　河北农业大学

汪　军　安徽省阜阳市第五人民医院

朱钰钰　安徽医科大学第二附属医院

张宗明　北京电力医院

张洋子　中国农业大学

赵咨轶　中国农业大学

前言

痛风，曾被称为“帝王病”，如今已悄然成为困扰寻常百姓的健康难题。在现代快节奏生活、高热量饮食结构及身体活动不足等多重因素影响下，痛风的发病率持续攀升，不仅引发关节剧痛，更严重影响了患者的生活质量。然而，多数患者对痛风的认知仍局限于“疼痛时服药”的层面，缺乏系统、科学的疾病管理知识。正是基于这一现实需求，本书应运而生——我们旨在为每一位受痛风困扰的患者提供全面、科学、实用的自我管理指南。

本书并非一本艰涩的医学教科书，而是一本贴近生活、通俗易懂的健康指导读物。我们力求以通俗的语言，将复杂的医学机制转化为普通人也能理解的实用知识，帮助患者真正理解痛风的本质、掌握科学调养的方法。全书从痛风的基本概念、病因机制到饮食调控、生活方式干预，均以“可感知、可操作”为原则进行编排。

您将通过本书系统了解：

✓ 痛风的本质——尿酸代谢异常的机制，以及痛风发作的病理过程。

✓ 饮食调控的关键作用——高嘌呤食物的识别与替代，日常食物选择原则。

✓ 中西医结合的管理策略——如何借助中医调理、运动康复等方法减少发作。

✓ 长期健康生活方式的构建——从作息、运动到心理调适，全方位降低复发。

饮食管理作为痛风防控的核心环节，在本书中得到深入阐释。作者团队创新提出“痛风食物贡献度”概念，结合嘌呤含量、抗炎特性与营养密度进行综合评估，为患者提供更具操作性的饮食建议。从低嘌呤食材的巧妙搭配，到烹饪方式的优化选择；从传统药膳的现代应用，到功能性食物的科学验证，全书贯穿着“药食同源”的东方智慧与循证医学的严谨态度。

在医学不断进步的今天，本书的价值不仅在于传递知识，更在于倡导“主动健康”的生活理念。我们强调，健康管理不仅是医生的责任，更是每个人对自身生命的珍视。当患者学会以科学眼光审视饮食，以积极心态经营生活，痛风将不再是生活的障碍，而成为健康觉醒的契机。需要特别说明的是，本书内容为科普知识与生活建议，不能替代专业医疗诊断与个体化治疗方案。读者在采取任何自我管理措施前，尤其涉及药物调整或病情变化时，务必咨询临床医生，以免延误诊治。

本书的诞生历时三年，凝聚了医学专家、营养学者、康复师及患者的集体智慧。主编许文涛与王德光主导全书框架设计，副主编李强、王雪荣、朱龙佼承担核心章节的撰写与修订工作。此外，我们由衷感谢中关村产融合作与转型促进会营养健康产业分会、中国通用技术集团老年医学（肝胆）重点实验室及毕风堂痛风研究院的大力支持，以及参与审校的营养与健康学权威专家。

最后，谨以此书献给所有与痛风勇敢抗争的勇士。您们的坚持与努力，是医学进步的不竭动力。愿本书成为您们健康旅途中的一盏明灯，助您们重获活力，拥抱自由。

编者

2025 年 8 月

目录

第一章　痛风的基本知识

第二章　痛风人群画像解析

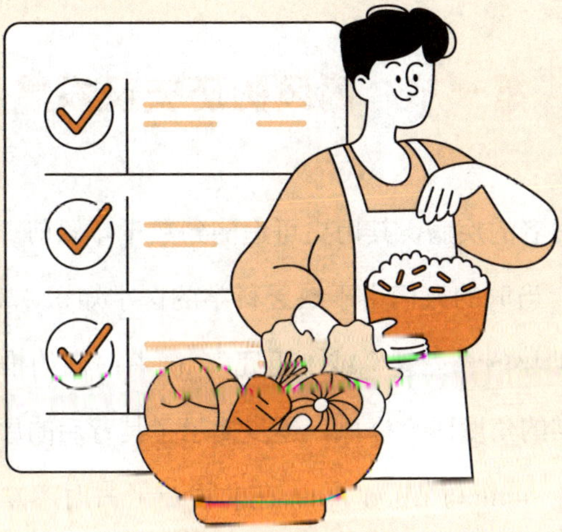

第一章

痛风的基本知识

第一节 痛风的历史及发展

痛风是一种古老的疾病，其历史可追溯到数千年以前。在古代，就有关于痛风症状的记载。当时的人们由于缺乏科学的医学知识，对痛风的认识有限，往往将其归咎于神秘的“鬼魅”或“诅咒”。随着时间的推移，医学的进步使得人们开始从科学的角度研究痛风，逐步揭示了其背后的原因。

1910年Elliott Smith与Wood Jones在北埃及考古时，发现了带有痛风石的木乃伊。这一发现证明了痛风是一种有着悠久历史的疾病。西方医学的奠基人希波克拉底曾对关节疾病进行了系统观察，其著作中保留了对痛风（当时称为“Podagra”，特指足部发作的剧烈疼痛）的早期描述。他发现痛风多见于成年男性，并与过度饮酒和摄食肉类有关，这一认识与现代医学中高嘌呤饮食诱发高尿酸血症的原理相符。此外，他还总结出“女性绝经后才可能患病”等临床特点，提示了性激素与痛风之间的潜在关联。

希波克拉底所处的时代盛行“体液学说”，认为痛风是体内有害体液积聚于关节所致，因此治疗上多采用放血、通便、利尿等方法以恢复体液平衡——从现代视角看，这些方法缺乏科学依据且可能有害。尽管受限于当时的医学水平，无法准确区分痛风与其他类型的关节炎，但希波克拉底对症状细节、发作规律和诱因的记录，以及尝试使用柳树皮等草药缓解疼痛的实践，仍为后世痛风研究提供了宝贵的早期依据，反映出古希腊医学在痛风认识方面的初步探索。

痛风的英文名称“gout”，源于拉丁文“gutta”，意为“一滴”。在古代西方盛行的“四体液学说”影响下，人们曾将痛风视为邪恶液体滴入关节所致，被看作是魔鬼作祟的结果。而在中国，“痛风”这一病名最早出现于元代著名医学家朱丹溪所著的《格致余论》。书中记载："彼痛风者，大率因血受热，已自沸腾，其后或涉冷水，或立湿地，或扇取凉，或卧当风，寒凉外搏，热血得寒，污浊凝涩，所以作痛，夜则痛甚。"此段描述生动阐释了痛风发病与体内血热遇寒凝涩的关联，彰显了古代中医对痛风独特且深刻的认识视角。

痛风作为人类最古老的疾病之一，对其诊断和治疗的认识在东西方文明中留下了深刻的轨迹。在中国医学体系中，早在春秋战国时期，《黄帝内经》已构建起系统的风湿病理论，《素问·痹论》提出的"风寒湿三气杂至"致病观，不仅将关节疾病细分为行痹、痛痹、著痹三类，更为后世两千年的诊疗实践奠定基础。汉代贵族阶层因膏粱厚味引发的"足卒不能行"病症，催生出以茶为引的复方疗法——将车前子、女贞子等十余味药材与茶同煎，形成早期痛风药膳雏形，这种将饮食调理与草药相结合的思路至唐代发展出包含数十种药材的复杂配方体系。

在地中海文明圈，从盖伦记录的罗马贵族病案到中世纪民间医书记载，痛风始终与"奢侈病"的标签紧密相连。尽管古希腊医学将关节肿胀称为"狼疮症"且不明尿酸代谢原理，但希波克拉底学派通过长期观察，已总结出急性发作的周期性特征及与饮食过度的关联性。中外医学家不约而同地提出相似的治疗策略：中国医者于足三里、阳陵泉等穴位进行针灸以疏通经络，西方医生则用柳树皮（天然水杨酸来源）外敷镇痛；在生活方式干预方面，虽无"嘌呤"的生化概念，但《千金方》与《希波克拉底文集》都强调节制酒肉、控制体重的养生之道。这种基于临床经验的饮食禁忌与现代医学的代谢调控理念形成跨越时空的呼应。

古代痛风治疗史揭示出医学发展的共性规律：在病理机制尚未明晰的漫长岁月里，医学家通过症状学积累、自然物质筛选和患者行为观察，构建起兼具文化特色与实践价值的诊疗体系。这些镌刻在医典中的经验，既是文明与疾病抗争的见证，也为现代风湿病学研究提供了珍贵的历史参照。

总的来说，古代医学虽未能准确诊断和治疗痛风，对痛风的病因和机制理解有限，但通过对患者饮食和生活方式的调整，以及一些草药和针灸疗法的应用，建立了一些治疗方案和经验，为后世医学研究提供了宝贵的历史文献和启示。现代医学通过进一步研究痛风的病因、病理机制和治疗方法，已经取得了许多成果，痛风不再是无法控制的疾病。

18、19世纪，现代西医初具雏形，医学科学研究体系开始默默成长。人类历史上的第一次临床生化检查便与痛风相关。1848年，英国医生加罗德(Alfred Baring Garrod)在检查了患者的血液后，发现痛风患者的血尿酸含量升高。他因此发明了现代意义上测试血清和尿液中尿酸含量的生化检测方式，并且成果发表在当时的*Nature*子刊上。在充分了解痛风和尿酸的关系后，人们发现低剂量甲氨蝶呤对改善痛风和其他关节炎症状有奇效。现代人生活水平提高，饮食结构也发生变化，痛风也由昔日的“帝王病”“富贵病”渐入寻常百姓家。痛风以往多发生于中老年人，近年来很多年轻人也开始发病，其中以肥胖者和脑力劳动者为主。

第二节　高尿酸血症与痛风的病因及发病机制

一、高尿酸血症

（一）病因

高尿酸血症（hyperuricemia，HUA）是一种常见的代谢性疾病，其病因涉及多种因素，包括年龄、性别、遗传和种族等。

1.年龄因素

年龄是引发高尿酸血症的重要因素。高尿酸血症的发病具有明显的双高峰趋势，既多见于中老年群体，又在中青年中迅速增长，且年轻化趋势显著。这主要是随着年龄增长，人体肾脏功能逐渐衰退，肾小球滤过率下降、肾小管对尿酸的排泄能力减弱，导致尿酸排出减少；同时，新陈代谢速度放缓使内源性嘌呤代谢紊乱、尿酸生成增多，肌肉量减少与脂肪堆积引发的胰岛素抵抗也会进一步影响尿酸排泄。此外，老年人饮食中高嘌呤食物占比可能增加、运动量减少，且常伴有高血压、糖尿病等基础疾病，加之长期服用利尿剂等药物，这些因素共同作用，使得尿酸在体内蓄积，增加了高尿酸血症的发病风险。对于年轻人来说，不良的生活方式和生活习惯，成为高尿酸血症发病年轻化趋势的一个重要原因。

2.性别因素

男性患者发病率明显高于女性，男性高尿酸血症的发生率在24.5%，女性高尿酸血症的发生率仅为3.6%。这与男性激素水平（如雄激素可能抑制尿酸排泄）、生活方式（如饮酒、高嘌呤饮食）以及代谢特点相关。我国的一项研究发现，男性高尿酸血症的发病高峰主要集中在以下三个年龄段，18～29岁，30～39岁，≥70岁，这三个年龄段的患病率依次为32.3%，28.4%，19.5%。女性患者高尿酸血症的发病高峰也主要集中在三个年龄段，18～29岁，60～69岁，≥70岁，三个年龄段的患病率分别为4.2%，4.4%，8.0%。主要原因是女性患者体内的雌二醇可促进尿酸排泄，从而减少高尿酸血症的发生。

3.遗传因素

高尿酸血症具有一定程度的家族聚集性，双亲有高尿酸血症者比单亲有高尿酸血症者病情更重、发病年龄更低，前者从儿童时期即可发病，部分患者伴有遗传学异常。高尿酸血症的遗传可能涉及多基因遗传机制，尤其与嘌呤合成代谢及肾脏排泄尿酸过程中某些酶的基因变异相关，这些变异会导致酶活性改变，进而使血尿酸水平升高，最终引发高尿酸血症。

4. 种族因素

高尿酸血症的发生与种族密切相关，研究发现黑人种族高尿酸血症的发生率是白人种族的1.3～2倍，其中黑人女性发生高尿酸血症的风险是白人女性的1.8倍，黑人男性发生高尿酸血症的风险是白人男性的1.3倍。

（二）发病机制

高尿酸血症的发病机制涉及尿酸的生成增加、排泄减少、转运异常等多个方面。

1. 尿酸生成增加

尿酸的合成主要发生在肝脏，通过嘌呤代谢途径生成。当体内嘌呤代谢增加时，尿酸的生成也会增加。饮食中过多摄入嘌呤、肝脏功能异常等因素都可能导致尿酸生成增加。

2. 尿酸排泄减少

尿酸主要通过肾脏排泄，尿酸在肾小管中被重吸收和排泄。肾脏功能障碍、药物干扰等因素会导致尿酸排泄减少，使尿酸在体内蓄积。

3. 尿酸转运异常

尿酸在体内主要通过尿酸转运体进行转运。尿酸转运体异常会影响尿酸的排泄，导致血尿酸水平升高。

4. 氧化应激

氧化应激是高尿酸血症发病机制中的重要因素之一。体内氧化应激增加会导致细胞内嘌呤代谢增加，进而增加尿酸的合成。氧化应激还可能影响肾脏功能，减少尿酸的排泄。

（三）患病率及人群分布

高尿酸血症是一种全球性的代谢性疾病，其患病率和人群分布受到多种因素的影响，包括遗传、饮食习惯、生活方式、地域等。了解高尿酸血症的患病率及人群分布有助于制订针对性的预防和治疗策略，降低高尿酸血症对人体健康的危害。

世界卫生组织的数据显示，全球范围内高尿酸血症患病率在过去几十年中呈现上升趋势。据统计，全球有超过10%的成年人患有高尿酸血症，其中男性患病率明显高于女性。

高尿酸血症患者多集中在发达国家和地区，如日本等国家和北美、欧洲等地区。日本是亚洲高尿酸血症患病率最高的国家之一，中国、韩国、印度等国家也有较高的高尿酸血症患病率。在北美地区，美国和加拿大等国家的高尿酸血症患病率较高，尤其在一些城市人口密集的地区。欧洲地区的高尿酸血症患病率相对较高，尤其是在地中海沿岸国家，如意大利、希腊等，可能与这些国家的饮食习惯和生活方式密切相关。非洲地区的高尿酸血症患病率相对较低，但随着生活水平的提高和西式饮食习惯的影响，高尿酸血症在非洲地区的患病率也在逐渐增加。

（四）与其他疾病的关系

高尿酸血症是指血液中尿酸含量超过正常范围的一种代谢异常状态，除了与痛风直接相关外，还与心脑血管疾病、肾脏疾病、代谢综合征等密切相关，严重威胁人类健康（图1-1）。无论在欧美国家还是亚洲各国，高尿酸血症的患病率均呈逐年上升趋势。

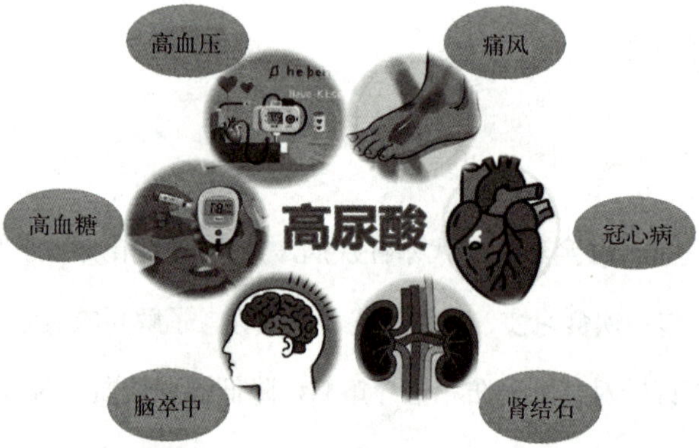

图1-1　高尿酸引发的疾病

1.心脑血管疾病

高尿酸血症与心脑血管疾病之间存在密切关系。研究表明，高尿酸血症会增加心脑血管疾病的发生风险。这可能与尿酸对血管壁的损伤作用有关。尿酸可以促进血管壁的炎症反应，加速动脉粥样硬化进程，从而增加心脑血管事件的发生风险。此外，高尿酸血症还可能促进高血压、冠状动脉粥样硬化性心脏病（简称冠心病）、缺血性脑卒中等心脑血管疾病的发生和发展。

2.肾脏疾病

高尿酸血症对肾脏的损伤也不容忽视。高尿酸血症会导致尿酸结晶在肾脏中沉积，形成尿酸结石。这些结石可能堵塞输尿管，导致肾积水、肾盂肾炎等疾病的发生。另外，尿酸可能会在肾间质沉积，引起肾脏间质炎症。长期的高尿酸血症还可能导致或加重肾功能损害，甚至发展为慢性肾脏病。此外，肾脏疾病本身也会进一步加重高尿酸血症，两者之间形成恶性循环。

3.代谢综合征

高尿酸血症常常与代谢综合征共存。代谢综合征是一组代谢紊乱疾病的集合，包括腹型肥胖、高血压、高血糖和高血脂等。代谢综合征会增加高尿酸血症的风险，同时高尿酸血症也会反过来加剧代谢综合征。

4.其他疾病

除了以上几种疾病外，高尿酸血症还与其他一些疾病有关。例如，高尿酸血症可能与脂肪肝、睡眠呼吸暂停综合征等疾病有关，这些疾病通过不同的机制与高尿酸血症相互作用，共同导致患者出现健康问题。

综上所述，高尿酸血症与多种疾病存在密切的关系。了解这些关系有助于我们更好地认识高尿酸血症的危害，并采取相应的预防和治疗措施。为了降低高尿酸血症对健康的危害，我们应该积极改善生活方式、调整饮食结构、控制体重等，以维持正常的尿酸水平。同时，对于已经存在高尿酸血症的患者，应及时就医，接受专业的治疗和管理，以预防相关疾病的发生和发展。

二、痛风

痛风是一种代谢性疾病，是尿酸盐沉积在关节所致的晶体相关性关节病，其与嘌呤代谢紊乱和/或尿酸排泄减少所致的高尿酸血症直接相关（图1-2）。主要表现为高尿酸血症和反复发作的关节炎症；部分患者出现肾脏受累，主要为肾小管和肾间质受累，表现为肾小管性蛋白尿和间质炎症，部分患者出现肾结石或者输尿管结石，形成梗阻性肾病。其发病率逐年上升，给患者的身心健康带来严重影响。

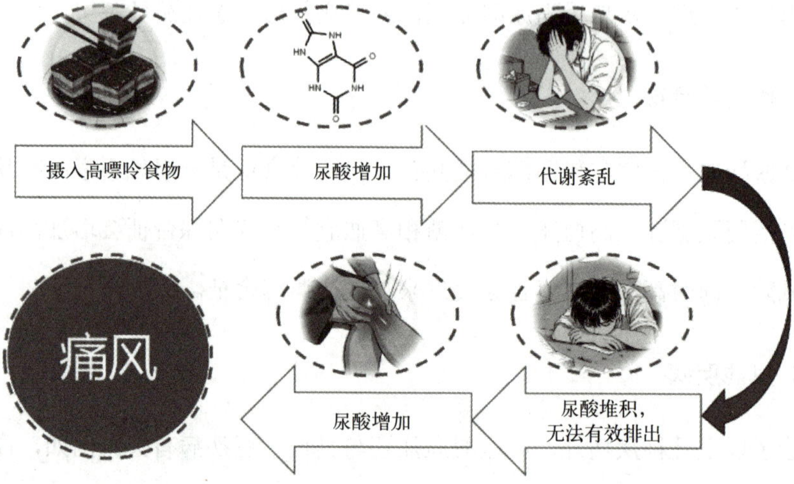

图1-2　痛风形成图

（一）痛风的发病机制

痛风的发病机制主要涉及尿酸代谢紊乱、炎症反应、结晶形成与沉积等多个方面。

1.尿酸代谢紊乱

痛风的核心发病机制在于尿酸代谢紊乱。尿酸是人体新陈代谢的产物，主要来源于嘌呤代谢。在正常情况下，尿酸会通过肾脏排出体外，维持血尿酸水平的平衡。然而，在痛风患者中，尿酸生成过多或排泄不足，导致血尿酸水平升高。尿酸生成过多可能与遗传因素有关，一些患者可能出生时就有较高的尿酸生成酶活性。此外，饮食习惯也是影响尿酸生成的重要因素，高嘌呤食物如红肉、海鲜、肉汤等摄入过多会导致尿酸水平升高。同时，某些药物和疾病也可能导致尿酸生成增多。尿酸排泄不足可能与肾脏功能障碍有关。肾脏是尿酸排泄的主要器官，当肾脏功能受损时，尿酸的排泄会受到影响。此外，某些药物和疾病也可能导致尿酸排泄减少。

2. 炎症反应

尿酸盐结晶沉积在关节和软组织中，会激活机体的免疫系统，导致炎症反应的发生。炎症细胞如中性粒细胞和巨噬细胞会聚集在结晶周围，释放炎症介质如细胞因子和趋化因子等，促进炎症细胞在关节部位的浸润。这些炎症介质会进一步加剧炎症反应，导致关节红、肿、热、痛等症状。

此外，炎症反应还会导致关节软骨和骨骼的破坏，加剧受累关节的损伤。长期炎症反应还会导致关节畸形和功能障碍。

3. 结晶形成与沉积

尿酸盐在血液中的溶解度有限，当血尿酸水平过高时，就会析出形成结晶。此外，某些因素如低温、脱水等也可能促进结晶的形成和沉积。沉积的尿酸盐结晶不仅会导致局部组织损伤和炎症反应的发生，还会导致关节症状的发生，对周围组织造成损伤。长期结晶沉积还可导致关节畸形和功能障碍，严重影响患者的生活质量。

4. 其他因素

除了上述主要发病机制外，还有其他一些因素可能促进痛风的发生和发展。例如，酒精摄入过多、药物使用不当、创伤或手术等都可能诱发痛风发作。这些因素可能通过不同的途径影响尿酸代谢或促进炎症反应的发生。

总之，了解痛风的发病机制对于预防和治疗该疾病至关重要。通过控制饮食、保持适当的体重、改善生活方式等措施，可以降低血尿酸水平，减少尿酸盐结晶的形成和沉积，从而预防痛风的发生。对于痛风患者，及时诊断和治疗可以缓解症状、防止并发症的发生。

（二）患病率及人群分布

痛风是一种由高尿酸血症引起的代谢性疾病，所以痛风的患病率与高尿酸血症的患病率相似，且人群分布特征一致。近年来，随着生活方式的改变和人口老龄化趋势加剧，痛风的患病率在全球范围内呈上升趋势。

据统计，西方国家痛风的患病率约为3.9%，而欧洲一些国家的患病率也在逐年上升。在亚洲地区，尤其是经济发达的国家和地区，痛风的患病率也在逐渐攀升。这些变化与人们的生活习惯、饮食结构、运动水平等因素密切相关。

痛风在不同人群中的分布也存在差异。一般来说，男性痛风的患病率高于女性，这可能与男性的生活方式和激素水平有关。此外，年龄也是痛风患病率的重要影响因素，随着年龄的增长，痛风的患病率逐渐上升。

（三）与其他疾病的关系

痛风与其他多种疾病存在关联，这些关联可能涉及代谢、免疫、心血管等多个方面。

首先，痛风与代谢性疾病如肥胖、糖尿病、高脂血症等密切相关。这些疾病通常伴随高尿酸血症，从而增加痛风的发生风险。研究表明，肥胖患者痛风的患病率明显高于正常体重人群，而糖尿病患者中痛风的患病率也较高。

其次，痛风与心血管疾病之间也存在一定的联系。高尿酸血症可能促进动脉粥样硬化的形成和发展，从而增加患心血管疾病的风险。一些研究发现，痛风患者罹患心血管疾病的风险较高，且痛风发作可能增加心血管疾病的患病风险。

此外，痛风还与一些自身免疫性疾病如类风湿关节炎、系统性红斑狼疮等存在关联。这些疾病可能导致免疫系统异常，从而增加痛风的发生风险。

第三节　核酸与痛风的关系

一、什么是核酸

1.化学结构与生物功能

核酸是生物体内最重要的分子之一，其独特的化学结构和生物功能在生命科学中占据了核心地位。核酸分为两大类：脱氧核糖核酸（DNA）和核糖核酸（RNA）。DNA是生物体的遗传物质，负责储存和传递遗传信息；而RNA则在遗传信息的表达过程中发挥关键作用。

DNA由两条反向平行的多核苷酸链组成，链间通过碱基配对（腺嘌呤-胸腺嘧啶、鸟嘌呤-胞嘧啶）形成双螺旋结构。每条链由磷酸、脱氧核糖和含氮碱基（腺嘌呤、胸腺嘧啶、鸟嘌呤、胞嘧啶）构成。RNA的单链结构与DNA相似，但使用的是尿嘧啶而非胸腺嘧啶作为碱基之一。RNA也有多种功能性的结构，如tRNA的三叶草结构、rRNA的复杂折叠结构等。

DNA通过其碱基序列编码遗传信息，这些信息在细胞分裂时通过DNA复制传递给后代。DNA中的遗传信息通过转录过程转化为RNA，再由RNA指导蛋白质的合成，从而实现遗传信息的表达。

2.遗传信息的传递与表达

遗传信息的传递与表达是生命活动的基础，这一过程涉及DNA、RNA和蛋白质之间的相互作用。

DNA复制是遗传信息在细胞分裂时传递给后代的过程。在复制过程中，DNA双链解开，每条链作为模板合成新的互补链，形成两个完全相同的DNA

分子。转录是将DNA中的遗传信息转移到RNA中的过程。在转录过程中，RNA聚合酶以DNA的一条链为模板，按照碱基配对的原则合成RNA链。翻译是遗传信息从RNA到蛋白质的转换过程。在翻译过程中，核糖体结合mRNA并读取其上的密码子，按照密码子的指令合成相应的蛋白质。

综上所述，由于核酸的重要生物功能，对其研究不仅涉及生命活动的本质和机制，还为医学和生物技术领域的发展提供了源源不断的动力。随着分子生物学技术的不断进步和创新，人们对核酸的研究将会更加深入和全面。未来，我们可以期待更多的研究成果能在核酸的结构、功能和应用方面取得突破，为人类的健康和福祉做出更大的贡献。

二、人体核酸的来源

1. 自身合成

自身合成主要包含从头合成途径和补救合成途径。

从头合成途径是指细胞利用氨基酸、一碳单位等小分子物质，经过一系列酶促反应，生成核苷酸，进而合成核酸。这个过程需要多种酶的参与，是一个高耗能且复杂的系统工程。然而，随着年龄的增长，人体肝功能逐渐下降，核酸从头合成的能力也会降低，导致核酸合成不足。

补救合成途径则是指细胞利用由小肠吸收来的和体内核酸降解产生的现成嘌呤和嘧啶碱基、核苷、核苷酸产物，经过简单的反应过程直接合成核酸，其合成能力受年龄增长因素的影响较小。

2. 食物供给

除自身合成外，人体还可以通过食物获取核酸。随着年龄的增长，体内合成核酸的能力会逐渐降低，因此需要通过食物来增加核酸的摄入量。

核酸含量丰富的食品主要包括海产品和一些蔬菜。海产品如鲱鱼、沙丁鱼、青花鱼、鲑鱼、虾、牡蛎等都含有丰富的核酸。在蔬菜中，萝卜、洋葱、青葱、蘑菇、菜花、芹菜和芦笋等也是核酸含量较多的食物。

因此，为了保持身体健康，我们应该保证摄入足够的食物，特别是那些富含核酸的食物，以满足身体对核酸的需求。同时，合理的饮食搭配和适度的运动也有助于提高身体的代谢能力和免疫力，从而更好地吸收和利用食物中的核酸。

三、人体的嘌呤是如何产生的

1. 食物摄入

嘌呤是核酸合成的重要组成成分。含嘌呤的食物如肉类、内脏、海鲜等被人体摄入后，其中的核酸会在消化过程中逐步分解为嘌呤核苷酸和嘧啶核苷酸。然后，这些核苷酸会进一步被水解生成碱基和核糖。这些碱基最终会被氧化成尿酸，而尿酸则通过肠道吸收入血，并最终通过尿液排出体外。

在人体内，通过食物摄入的嘌呤大约占总嘌呤量的20%，而其余的80%则是由体内组织代谢产生的。当嘌呤经过黄嘌呤氧化酶氧化代谢后，会分解成尿酸，这是嘌呤在人体内的主要代谢产物。尿酸主要是通过肾脏排泄，随尿液排出体外，而少部分尿酸则会随汗液和其他体液排出体外，肠道也能排出少量尿酸。

因此，食物摄入是人体内嘌呤的一个重要来源，但同时也需要注意，当嘌呤摄入过多时，可能会导致血尿酸水平升高，从而增加患高尿酸血症和痛风等代谢性疾病的风险。因此，这类人群应该遵循低嘌呤饮食的原则，避免摄入过多的含嘌呤食物。

2. 自身合成

人体的嘌呤可以通过细胞内合成的方式产生。这一过程非常复杂，需要经历多个酶催化的反应，最终形成嘌呤碱基，即腺嘌呤和鸟嘌呤。腺嘌呤和鸟嘌呤是生物体内的重要物质，参与了许多生物学过程，如DNA和RNA的合成以及能量代谢等。

具体来说，人体细胞内的嘌呤合成途径主要包括以下几个步骤。

氨基酸的转化：细胞内的氨基酸，如谷氨酰胺、天冬氨酸和甘氨酸等，会经过一系列的转化反应生成相应的中间产物。

嘌呤核苷酸的合成：这些中间产物会进一步反应生成嘌呤核苷酸，即腺苷酸（AMP）和鸟苷酸（GMP）。

腺嘌呤和鸟嘌呤的形成：嘌呤核苷酸经过水解反应，释放出腺嘌呤和鸟嘌呤。

需要注意的是，食物中嘌呤摄入对于维持体内嘌呤的平衡也非常重要。因此，保持合理的饮食和生活习惯，对于维持体内嘌呤代谢的平衡、预防高尿酸血症和痛风具有重要意义。

四、食物中嘌呤对尿酸的影响

在现代生活中，随着饮食结构的变化和生活节奏的加快，与食物摄入相关的健康问题日益受到人们的关注。其中嘌呤与尿酸的关系作为人们关注的热点，一直被广泛讨论。

1. 嘌呤的种类

嘌呤是一类在生物体内广泛存在的含氮化合物，是构成核酸（DNA和

RNA）的基本单位之一。根据分子结构的不同，嘌呤主要分为腺嘌呤、鸟嘌呤、黄嘌呤等几种。这些嘌呤化合物在体内发挥着重要的生理作用。

2. 嘌呤与尿酸的关系

尿酸是嘌呤的代谢终产物，主要由黄嘌呤氧化酶催化次黄嘌呤和黄嘌呤氧化生成。在正常生理条件下，人体内的尿酸生成和排泄保持动态平衡，使血尿酸水平维持在一定范围内。然而，当嘌呤摄入过多或代谢紊乱时，这种平衡可能被打破，导致血尿酸水平升高，进而可能引发高尿酸血症，甚至痛风。

3. 嘌呤的摄入量与尿酸水平

嘌呤摄入量与尿酸水平之间存在显著的正相关关系。长期大量摄入高嘌呤食物，会增加尿酸合成，从而可能提高血尿酸水平。这种情况在一些代谢能力较差的人群中尤为明显，如老年人、肾功能不全者等。因此，合理控制嘌呤摄入量，对于维持血尿酸水平和预防高尿酸相关疾病至关重要。

4. 嘌呤代谢与尿酸排泄

嘌呤在人体内主要以嘌呤核苷酸的形式存在，对能量供应和调节代谢都有重要意义。当嘌呤被代谢时，它会转化为尿酸。尿酸在人体内的排泄主要通过两个途径：肾脏和肠道。具体来说，一部分尿酸会经过肾小球滤过和肾小管分泌后，随尿液排出体外，这是主要的排泄方式；而另一部分尿酸则会在食物残渣的携带下，随粪便排出体外。

对于高尿酸血症和痛风患者来说，保持大小便通畅是非常重要的，因为这有助于尿酸的排泄。这类患者可以通过增加饮水量，摄入低嘌呤、高膳食纤维食物（如绿叶蔬菜、水果等）来帮助维持大小便的通畅。尤其是服用降尿酸药物时，增加饮水量也有助于提高药物的疗效。

总的来说，嘌呤代谢和尿酸排泄在人体内是相互关联的。嘌呤的代谢会产生尿酸，而尿酸的排泄则依赖于肾脏和肠道的正常功能。当这些过程出现异常时，可能会导致血尿酸水平增高，从而引发痛风等疾病。

5.嘌呤摄入与尿酸管理

根据嘌呤摄入与尿酸水平制订合理的饮食计划是高尿酸血症和痛风患者管理的关键。建议减少高嘌呤食物的摄入，如动物内脏、海鲜等；增加低嘌呤食物的摄入，如蔬菜、水果等。同时，保持充足的水分摄入有助于尿酸的排泄。对于高尿酸血症患者或者痛风患者，还需在医生指导下进行药物治疗和生活方式的调整。

此外，适当的运动训练和保持良好的生活习惯也有助于尿酸管理。运动可以促进新陈代谢和血液循环，有助于尿酸的排泄；而良好的生活习惯，如戒烟限酒、避免过度劳累等，则有助于维持身体各系统的正常功能，减少尿酸代谢紊乱的风险。

综上所述，通过合理控制嘌呤的摄入量、调整饮食结构、增加运动量以及保持良好的生活习惯等，可以有效地管理尿酸水平并预防相关疾病的发生。在未来的研究中，还需进一步深入探讨嘌呤代谢与尿酸生成的分子机制以及不同人群之间的差异性等问题，为尿酸管理提供更加精确和个性化的指导建议。

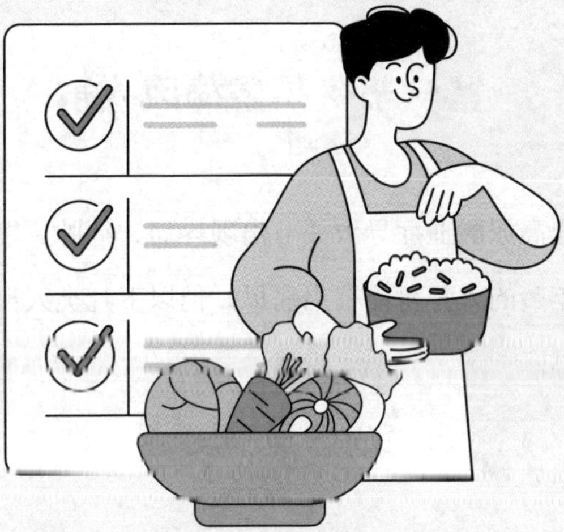

第二章

痛风人群画像解析

第一节 易患痛风人群

痛风是一种因高尿酸血症导致关节出现疼痛、红肿、发热等症状的代谢性疾病。虽然任何年龄的人都可能罹患痛风，但以下几类人群由于多种原因，成为痛风的高发人群。

一、中老年人群

随着年龄的增长，人体的新陈代谢逐渐减慢，对尿酸的排泄能力也相应下降。加之中老年人群往往存在多种慢性疾病，如高血压、糖尿病等，这些疾病可能影响肾脏功能，进一步降低尿酸排泄效率。因此，中老年人群更容易出现高尿酸血症，从而增加罹患痛风的风险。

二、肥胖人群

肥胖是痛风的重要危险因素之一。肥胖者体内脂肪过多，可能导致胰岛素抵抗、脂质代谢紊乱等问题，进而影响尿酸的正常代谢。此外，肥胖还可能加重关节负担，使关节更容易受到损伤，从而诱发痛风发作。因此，肥胖人群应当积极控制体重，以降低痛风的发生风险。

三、心血管疾病患者

心血管疾病如高血压、冠心病等，往往与代谢综合征紧密相关。代谢综合征是一种包括高血压、高血糖、高血脂和肥胖等多种代谢异常在内的综合征，这些异常可能导致尿酸代谢障碍，增加痛风的发生风险。因此，心血管疾病患者应定期检查尿酸水平，及时发现并控制高尿酸血症，以预防痛风的发生。

四、代谢性疾病患者

糖尿病、高脂血症等代谢性疾病患者也更容易罹患痛风。这些疾病可能导致体内尿酸生成增加，使血尿酸水平升高。此外，代谢性疾病患者往往需要长期服用某些可能影响尿酸排泄的药物，如利尿剂、阿司匹林等，进一步增加痛风的发生风险。因此，代谢性疾病患者应密切关注尿酸水平，并在医生指导下合理用药，以降低痛风的发生风险。

五、生活习惯差人群

饮食不规律、缺乏运动、长期熬夜等不良生活习惯可能导致体内代谢紊乱，使尿酸水平升高。同时，高嘌呤饮食（如动物内脏、海鲜等）和过度饮酒也可能导致血尿酸水平升高。因此，这类人群应当改善生活习惯，保持规律的作息，增加运动量，并调整饮食结构，减少高嘌呤食物和酒精的摄入，以降低痛风的发生风险。

嘌呤是尿酸的前体，摄入过多高嘌呤食物会导致血尿酸水平升高。高嘌呤食物是痛风发病的重要诱因之一。常见的高嘌呤食物包括肥肉、动物内脏（如肝、肾、脑等）、海鲜（如虾、蟹、贝类等）、肉汤（如排骨汤）以及部分豆类（如绿豆、黄豆）。长期大量摄入这些食物可能增加痛风发病的风险。因此，建议人们在日常饮食中减少高嘌呤食物的摄入，并搭配低嘌呤食物（如蔬菜、水果等）以平衡营养摄入。

缺乏运动是痛风发生的一个重要因素。适度的运动可以促进新陈代谢，增强身体免疫力，有助于维持血尿酸的正常水平。长期缺乏运动可能导致身体肥胖、代谢紊乱等问题，增加痛风的发生风险。因此，建议人们保持适量的运动，如散步、慢跑、游泳等有氧运动，以增强身体素质，预防痛风的发生。

不良生活习惯如长期熬夜、吸烟、酗酒等也都可能增加痛风的发生风险。这些不良习惯可能导致机体免疫力下降、代谢紊乱，进而诱发痛风。因此，建议人们养成良好的生活习惯，保持规律的作息，避免吸烟和过度饮酒，以降低痛风的发生风险。

六、有痛风家族史人群

遗传因素在痛风发病中也起到了重要的作用。痛风有明显的家族聚集性，有痛风家族史的人群患痛风的风险较高。这可能与影响尿酸代谢和排泄的遗传基因中相关位点异常有关。尽管遗传因素无法完全避免，但通过了解家族病史、及早进行尿酸水平监测和采取预防措施，可以在一定程度上降低遗传因素带来的风险。

七、肾功能受损人群

肾脏是尿酸排泄的主要器官，肾功能受损导致尿酸排泄减少，进而引起高尿酸血症和痛风。慢性肾脏疾病、肾结石、肾移植等肾功能受损的情况都可能增加痛风的发生风险。因此，肾功能受损人群应密切关注肾功能状况，并采取相应的措施保护肾脏健康，以降低痛风的发生风险。

第二节　痛风群体画像

一、地域分布

痛风患者的地域分布是一个复杂的主题，涉及多种因素如饮食习惯、生活方式、遗传、环境等。以下是关于痛风患者地域分布的一些基本要点。

1.高发地区

一般来说，发达国家和发展中国家的某些地区痛风发病率相对较高。这些地区通常伴随着较高的生活水平和不良的饮食习惯，如高脂肪、高糖、高嘌呤食物的摄入增加。

沿海地区由于海鲜资源丰富，如果饮食习惯中大量摄入富含嘌呤的海鲜，也可能导致痛风发病率的上升。

2.地域特点

某些地区的气候特点可能也与痛风发病率有关。例如，温带和寒带地区的人们可能因为气候寒冷而更倾向于摄入高脂肪和高热量的食物，这可能导致痛风发病率的增加。

地理位置和海拔也可能对痛风发病率产生影响。例如，高原地区的人们可能由于缺氧，导致代谢异常，从而增加痛风的发生风险

3.城乡差异

相比之下，农村地区的痛风发病率相对较低，这与当地居民更为传统的饮食习惯、较多的体力活动以及相对较低的生活压力有关。然而，随着城市化进程的深入和饮食结构的全国性变迁，城乡之间的这种差异正有逐步缩小的趋势。此外，医疗资源的分布不均也影响着痛风患者的诊疗体验。大城市通常拥有更丰富的专科医疗资源和先进的诊断设备，有利于疾病的早期发现和规范管理；而医疗资源相对匮乏的中小城市或乡村地区，患者则可能面临诊断延迟、就医不便等挑战。城市规划、环境污染等环境因素也可能通过间接方式影响痛风的发病风险。

4.全球分布

痛风的全球分布并没有明显的规律，但发达国家和发展中国家的发病率存在一定的差异。发达国家由于生活水平的提高和饮食习惯的改变，痛风发病率相对较高。

然而在发展中国家，随着经济的发展和生活水平的提高，痛风的发病率也在逐渐上升。

需要注意的是，痛风患者的地域分布情况受到多种因素的影响，包括但不限于遗传、饮食习惯、生活方式、环境等。因此，具体地区的痛风发病率会有所差异。

二、性别分布

痛风患者的性别分布呈现出明显的差异，男性比女性更容易患上痛风。以下是关于男性与痛风、女性与痛风以及性别差异原因的详细分析。

1.男性与痛风

男性痛风的发病率远高于女性。这可能与男性的生活方式、饮食习惯以及激素水平等因素有关。

男性通常更倾向于摄入高脂肪、高嘌呤的食物，如肉类、海鲜等，同时超重和肥胖患病率、饮酒频率也可能较高，这些因素都增加了痛风的发生风险。

男性在中年时期，痛风发病率较高，这可能与激素水平的变化有关。

2.女性与痛风

女性痛风的发病率相对较低，但在绝经后，女性的痛风发病率会有所上升。这可能与绝经后女性激素水平的变化有关。

女性痛风患者通常在发病前存在其他代谢性疾病，如肥胖、高血压、糖尿病等。

3. 性别差异的原因

性别差异的原因可能与激素水平、遗传因素、生活方式和饮食习惯等多种因素有关。

男性体内的雄激素水平较高，可能促进尿酸的重吸收，导致血尿酸水平升高，从而增加痛风的发生风险。

遗传因素也可能在性别差异中起作用。有研究发现，痛风在家族中的聚集现象在男性中更为明显。

对于痛风患者来说，保持良好的生活方式和饮食习惯，及时去除痛风的诱发因素，是降低痛风发病风险的重要措施。

二、年龄分布

痛风患者的年龄分布因多种因素而异，包括遗传因素、生活方式、饮食习惯等。以下是不同年龄段痛风患者的特点。

1. 儿童与青少年阶段

儿童和青少年阶段痛风相对较少见。然而，一些儿童可能因遗传因素或特定的疾病（如肾脏疾病）而患上痛风。

儿童和青少年痛风患者的症状可能不典型，因此容易误诊或漏诊。家长和医生需要提高警惕，及时诊断和治疗。

2. 青年阶段

青年阶段痛风患者的数量相对较少，但并非罕见。这个年龄段的患者通常具有活跃的社交生活，可能更倾向于摄入高脂肪、高嘌呤的食物和饮酒。

由于青年人的代谢旺盛，尿酸排泄能力较强，因此痛风发作的频率和严重程度可能相对较低。

3. 中年阶段

中年阶段是痛风发病的高峰期。随着年龄的增长，人体的代谢能力逐渐下降，尿酸排泄减少，血尿酸水平升高，从而增加痛风的发生风险。

中年人通常面临更多的工作和生活压力，在外应酬较多，摄入较多高嘌呤食物，这也可能增加痛风的发生风险。

4. 老年阶段

老年阶段痛风患者的数量可能较中年阶段有所下降，但仍是痛风的高发期。随着年龄的增长，人体的各个器官功能逐渐衰退，包括肾脏对尿酸的排泄能力降低。

老年人可能患有多种慢性疾病，如高血压、糖尿病、肾功能不全等，这些疾病可能增加痛风的发生风险或加重痛风症状。

四、季节分布

痛风的发生与季节有一定关系，不同的季节痛风发作的频率和严重程度可能有所不同。

1. 高发季节

春季和秋季是痛风的高发季节。在春季，气温回暖，人体新陈代谢加快，尿酸生成增多。同时，春暖花开时节人们户外活动增多，饮食相对丰富，可能导致尿酸合成增加。这些因素叠加，使春季成为痛风易发期。而在秋季，气温下降，人体新陈代谢减缓，尿酸排泄可能受到影响。加之秋膘贴补、海鲜烧烤等高嘌呤饮食增多，易诱发痛风发作。

2.不易发季节

夏季是痛风发作相对较少的季节。夏季天气炎热，人们通常会增加饮水量，这有助于促进尿酸排泄，降低尿酸在体内的水平。而且夏季人们更倾向于吃清淡的食物，减少高嘌呤食物的摄入，像火锅等高热量食物的食用频率可能会降低。另外，夏季人体代谢相对旺盛，尿酸的生成和排泄更容易保持平衡。需要注意的是，如果在夏季不注意饮食，过量饮用啤酒、吃海鲜等，依然可能诱发痛风。所以即使在不易发作的季节，也需要保持健康的生活方式。

第三章

痛风的自检与医院诊断

第一节　个人如何自检

痛风主要是因为患者长期高尿酸血症所引起的尿酸盐因过饱和，沉积在关节、肾脏或其他部位，导致关节红肿热痛、痛风石、肾结石和肾脏病变等病变的代谢性疾病。大家可以通过测定血尿酸水平判断是否患有高尿酸血症。

痛风疼痛多于夜间或晨起出现，疼痛呈刀割样、火烧样，往往疼痛剧烈难忍，影响行走，最常累及的部位为踇趾、足背、踝关节，一般仅累及单侧，诱发因素多是高嘌呤饮食和/或饮酒。有人用“灯红酒绿之后，夜深人静之时，其疾如风，其痛如割”来描述痛风发作。如果发现自己有上述典型症状发生，尤其是踇趾在半夜突发疼痛难忍，很可能是痛风发作。

结合好发人群、诱发因素和典型症状等，可以对自己是否患有痛风做出初步判断。如果血尿酸高于正常范围，又出现了上述特征性的关节炎表现，即考虑痛风发作。

第二节　医生如何诊断

医生将根据患者的临床症状、生化检查和影像学表现进行综合判断，排除其他疾病，确定痛风诊断。

一、痛风患者临床表现

痛风性关节炎，这是一种症状较为严重的炎症性疾病，其成因是尿酸盐在关节囊、滑囊、软骨以及其他组织中的沉积，引发了一系列病变和炎性反应。这种疾病在男性中较为常见。为了预防痛风再次发作，建议患者调整饮食习惯，减少高嘌呤食物的摄入，同时注意保持适当的体重，避免过度劳累。痛风性关节炎的临床表现可以分为三个阶段：急性关节炎期、间歇期和慢性关节炎期。

1.急性关节炎期

患者常在夜间突然感到关节疼痛，首发关节往往是第1跖趾关节，随后会蔓延到踝关节或膝关节等其他关节。此期患者还会出现关节肿胀、发热、发红和压痛，伴随全身乏力、发热和头痛等症状。这些症状通常持续3～11天，但也有部分患者病情持续时间更长。此外，饮酒、暴饮暴食、过多食用含高嘌呤的食物、过度疲劳、着凉受寒、手术后刺激、精神压力大等都可能成为痛风发作的诱因。

2.间歇期和慢性关节炎期

患者的痛风症状可能会暂时缓解，持续数月或数年不等，但随着时间的推移，病情反复出现，间歇期缩短，病程延长，病变关节数量增加，最终发展成慢性关节炎。

当进入慢性关节炎期，患者的关节会出现僵硬、运动受限的情况。大约30%的患者在病程中会形成痛风石，并可能合并肾脏相关并发症，如输尿管结石。在晚期，患者还可能出现高血压、肾功能损伤、脑动脉硬化、心肌梗死等严重健康问题。肾功能衰竭和心血管意外导致的死亡案例也时有发生。因此，对于痛风性关节炎患者来说，及时诊断和有效治疗至关重要。

痛风性关节炎是一种需要高度重视的疾病，它不仅对患者的身体健康造成极大威胁，而且对其心理状态也有着严重影响。通过合理的饮食控制、定期体检以及积极的生活方式，可以显著降低痛风发作频率，提高生活质量。然而，每个人的病情进展和治疗反应都有所不同，因此患者应寻求专业医生进行个性化指导。

二、实验室检查

（一）血液生化检查

1. 血尿酸

成年男性血尿酸正常值为208～416μmol/L，女性为149～358μmol/L，绝经期后接近男性。需要注意的是，不同实验室采用的检测方法不同，因此其参考范围可能有所差异。一般来说，血尿酸的测定会根据当地实验室的标准来确定其具体的正常范围。大多时候，在正常嘌呤饮食状态下非同日两次空腹血尿酸水平超过正常上限值，即男性和绝经后女性血尿酸＞420μmol/L，绝经前女性血尿酸＞360μmol/L，可诊断为高尿酸血症。

2. 肾功能相关指标

痛风性肾病是由于长期高尿酸血症引起的肾脏损伤。以下是与痛风性肾病相关的一些肾功能指标，以及它们的参考范围和提示痛风性肾病的可能情况。

（1）肌酐：正常值男性为53～106μmol/L，女性为44～97μmol/L。肌酐水平持续升高，提示肾脏功能受损。

（2）尿素氮（BUN）：正常值为2.9～7.5mmol/L。血尿素氮水平持续升高，反映肾脏对尿素的清除功能下降，提示肾脏功能受损。

以上指标的异常需要结合临床症状和其他检查结果，并排除其他可能导致肾脏损害的疾病，综合判断是否存在痛风性肾病。如果这些指标持续异常，尤其是伴有典型的痛风症状（如关节疼痛、红肿等），建议及时就医。

3.心肌酶相关指标

痛风本身通常不直接导致心肌酶的异常。然而，高尿酸血症本身可以与心脏损害相关，尤其是与心血管疾病如冠心病、高血压等存在相关性。以下是一些心肌酶指标的参考范围，以及可能提示高尿酸血症合并心脏损害的情况。

（1）肌酸激酶（CK）：正常值男性为50～310U/L，女性为40～200U/L。CK水平升高可能是心肌损伤的指标，与急性心肌炎、心肌梗死等心血管疾病相关。

（2）乳酸脱氢酶（LDH）：正常值为120～250U/L。LDH水平升高可能是心肌损伤的指标，需要进一步的临床评估。

（3）肌钙蛋白：一般情况下低于检测限。肌钙蛋白T（cTnT）和肌钙蛋白I（cTnI）是心肌损伤的高度敏感和特异性标志物，指标升高可能提示心肌损伤。

需要注意的是，这些心肌酶的异常并不是直接由高尿酸血症引起，而是由于高尿酸血症造成的心脏疾病（例如冠心病）引起的心肌损伤。因此，对于高尿酸血症患者，特别是存在心血管疾病风险的患者，需要定期监测心血管指标，及时发现和处理可能的心脏损伤。

4.糖尿病相关指标

（1）空腹血糖（FBG）：空腹状态下成年人FBG正常范围为3.9～6.1mmol/L。长期高血糖可能与代谢综合征、高尿酸血症和痛风的风险增加相关。

（2）糖化血红蛋白（HbA1c）：正常在4%～6%之间。长期高血糖可导致

HbA1c升高，增加代谢综合征和高尿酸血症的风险。

5.肝功能相关指标

在临床中发现大部分痛风患者合并脂肪肝，或者反映肝功能异常的丙氨酸氨基转移酶（ALT）和/或天冬氨酸氨基转移酶（AST）增高。尽管尿酸盐结晶在肝脏的沉积很少，但监测肝功能可以了解痛风是否伴发脂肪肝及痛风药物对肝脏的损害情况。不少痛风患者因为降尿酸药物会产生肝脏损害而停药，因此痛风患者用药前后须检测肝功能。

（1）ALT：正常值男性为9～50U/L，女性为7～40U/L。意义：ALT升高可能提示肝脏损害，如脂肪肝或肝炎。痛风患者在接受药物治疗时，尤其需要监测ALT水平，因为某些药物可能对肝脏产生不良影响。

（2）AST：正常值男性为15～40U/L，女性为13～35U/L。意义：AST升高不仅反映肝脏损害，还可能与心肌损伤或其他组织损害相关。

（3）碱性磷酸酶（ALP）：正常值为40～160U/L。意义：ALP升高可能与胆道梗阻、肝胆疾病或骨代谢异常有关，但与痛风可能不太相关。

（4）总胆红素（TBIL）：正常值为3.4～17.1μmol/L。意义：总胆红素升高可能提示胆道梗阻、肝脏疾病或溶血等问题。

（5）白蛋白（ALB）：正常值为40～55g/L。意义：白蛋白是肝脏合成的重要蛋白质，ALB降低可能提示肝功能不全或蛋白质营养不良。肾脏疾病导致大量蛋白尿时，也会表现为低白蛋白血症。

（6）总蛋白（TP）：正常值为65～85g/L。意义：总蛋白水平的异常与肝脏合成能力或营养状态有关。

在痛风患者中，特别是同时患有其他慢性疾病或正在接受药物治疗的患者，定期监测肝功能非常重要。异常的肝功能指标可能提示肝脏损害，需要进一步评估并可能需要调整药物治疗方案。对于需要使用肝损药物（如非甾体抗炎药、利尿剂等）的痛风患者，需要谨慎选择药物、定期监测肝功能，并根据需要调整药物剂量。

（二）尿常规

高尿酸血症或痛风患者需要关注以下指标。

1.酸碱度（pH）

健康成人尿液pH参考范围为4.5～8.0。pH值小于5.5提示尿液呈酸性，患者可能存在代谢性酸中毒或肾小管酸中毒。高尿酸血症或痛风时，尿酸经尿排泄增多，会导致尿pH值降低。尿液呈酸性，将不利于尿酸排出，则需考虑尿液碱化；高尿酸血症或痛风患者尿pH＜6.0时，应使用枸橼酸制剂、碳酸氢钠碱化尿液，使晨尿pH值维持在6.2～6.9。如尿液呈碱性，可能会促进泌尿系统结石形成。治疗期间患者可应用简易尿pH仪自行监测，同时，碱化尿液期间应注意监测血中碳酸氢根浓度，维持在22～27mmol/L为宜。血碳酸氢根浓度过高，提示存在代谢性碱中毒，碳酸氢根浓度过低，提示存在代谢性酸中毒。严重的代谢性碱中毒可能出现手足抽搐、面部和肢体肌肉抽动等，并可能出现心律失常和血压降低；严重的代谢性酸中毒可能会出现呼吸深快、心律失常等。

2.尿蛋白

正常24小时尿蛋白排泄量＜150mg。尿蛋白升高时提示肾小球滤过功能或者肾小管重吸收功能受损，排除其他引起肾脏损伤的原因，则提示痛风性肾病可能。

3. 尿潜血

尿潜血呈阳性时，若同时合并尿红细胞阳性，排除其他原因后，应考虑痛风结晶或合并泌尿系统结石的可能。

4. 尿尿酸

正常值为1.5～4.4mmol/24h。尿酸排泄量反映肾小管对尿酸清除能力。尿酸排泄障碍或尿酸生成过多可造成尿尿酸升高。因此，检查24小时尿液中的尿酸含量，可以准确地评估是尿酸排泄障碍还是尿酸生成过多导致的高尿酸血症，有助于针对性的治疗。

小贴士

尿常规检查留样注意事项

为了使检验结果更准确，尿常规检查留样前要注意以下几点。

① 留尿之前，应保证尿道口清洁，男性避免混入精液和前列腺液，女性避免混入阴道分泌物。

② 最好收集清晨起床第一次的“中段尿”。即在不间断排尿的中间留取标本，目的是减少尿液样本被污染的概率，尿液至少留10mL。推荐晨尿的原因是，夜间睡眠时间储存的尿液，较为浓缩，且没有受到运动、饮食的影响，非常具有代表性。实在无法留晨尿，可以留取随机尿。随机尿指的是除晨尿之外，其他任何时间段的尿液，随机尿可能因某些物质浓度偏低而漏检，也可能受饮食影响，

出现饮食性尿糖阳性等情况。

③ 需保证留尿的容器干净卫生。

④ 新鲜尿液最好在1～2小时内送检。

⑤ 女性月经期不宜做尿液检查，月经干净后3天再留尿。

⑥ 留尿前不要喝太多水，以免稀释尿液。

⑦ 如果正在服用维生素C，在留尿前3天停止服用。摄入较多的维生素C，可以导致潜血假阳性（假阳性是指本来阴性但却检查出阳性结果）。

⑧ 避免剧烈运动，剧烈运动后休息15分钟再进行尿液采集。

（三）血常规

痛风患者常要检查血常规，主要观察以下几项指标。

1. 白细胞

包括中性粒细胞、嗜酸性粒细胞、嗜碱性粒细胞、单核细胞等。部分痛风患者急性关节炎发作时，白细胞升高，特别是中性粒细胞的比率显著升高。

2. 红细胞

高尿酸水平与溶血风险增加相关，如果出现上述情况，会导致红细胞数量减少。

3. 血小板

血小板数量在一定程度上可以反映炎症程度，痛风患者急性关节炎发作时，血小板可能会出现不同程度的升高。

（四）24h尿尿酸排泄量（UUE）和肾脏尿酸排泄分数（FEUA）

对于年轻起病或有年轻起病家族史的患者，可依据UUE和FEUA进行高尿酸血症的临床分型。

（1）肾脏排泄不良型：UUE ≤ 600mg/(d · 1.73m^2) 且 FEUA ＜ 5.5%。

（2）肾脏负荷过多型：UUE ＞ 600mg/(d · 1.73m^2) 且 FEUA ≥ 5.5%。

（3）混合型：UUE ＞ 600mg/(d · 1.73m^2) 且 FEUA ＜ 5.5%。

（4）其他型：UUE ≤ 600mg/(d · 1.73m^2) 且 FEUA ≥ 5.5%。

该分型方法充分考虑患者尿酸生成和尿酸排泄两方面因素，更为精准地指导患者进行降尿酸药物的选择。在改善生活方式的同时，若以肾脏排泄不良型为主，可选择促进尿酸排泄药物治疗，若以肾脏负荷过多型为主，可选择抑制尿酸生成的药物治疗。

（五）炎症指标

C反应蛋白参考范围为0 ～ 10mg/L。血沉男性正常值范围为0 ～ 15mm/h，女性为0 ～ 20mm/h。血沉与C反应蛋白是反映机体炎症水平的重要指标。由于痛风发作时尿酸盐晶体刺激滑膜，可以诱发关节炎症，导致关节红肿热痛症状。此时血沉与C反应蛋白多表现为明显升高状态，且升高幅度与炎症水平成正比。建议尽早使用非甾体抗炎药治疗，以减轻关节炎症。综上，可通过血沉和C反应蛋白判断痛风活动程度，评估病情。

三、影像学检查

1.泌尿系超声

超声检查具有无创、无痛、无辐射的特点。尿酸性结石密度相对其他类型结石密度较低，X线容易透过，易造成假阴性而漏诊，而超声检查不受结石化学成分的影响，在此类结石检查中优于X线。

正常泌尿系超声表现为肾实质回声均匀，肾盂、肾盏、输尿管内无强回声。尿酸性结石表现为肾实质回声均匀，肾盂、肾盏内或输尿管内可见一个或多个强回声团。

2.关节彩超

超声检查可以观察关节腔内积液的情况，发现关节软骨和骨质的破坏及痛风石等异常组织。

正常关节超声表现为骨质表面连续光滑、骨质形态结构清晰可见，无骨质破坏、骨刺等异常表现，无滑膜囊积液、增生、炎症等异常情况。

痛风性关节炎超声下表现包括双轨征、痛风石、聚集体、侵蚀。

（1）双轨征：在无回声的透明软骨表面形成不规则的线性高回声层，并平行于后方无声影的骨皮质。这一特征被美国风湿病学会（ACR）/欧洲抗风湿病联盟（EULAR）纳入为痛风的超声特征，具有高敏感性和高特异性。

（2）痛风石：与位置无关（可以位于关节内、关节外或肌腱内），环形、不均质的高回声和（或）低回声聚集物，伴或不伴后方声影，周围可以有小的无回声晕环绕。

（3）聚集体：与位置无关（可以位于关节或肌腱内），异质性的高回声灶，即使增益最小化或声波角度改变仍然保持高反射性，有时伴后方声影。

（4）侵蚀：关节内和（或）关节外骨表面连续性的中断，需经2个垂直平面证实。

3.X线

X线检查主要用于痛风的早期诊断。X线片上可见关节周围软组织肿胀、关节腔积液、软骨下骨质破坏等征象，部分患者还可出现痛风石。根据X线片的表现，可以将痛风分为三个阶段：急性发作期、炎症缓解期和慢性期。

（1）急性发作期：可见关节周围软组织肿胀或者关节积液，而骨质并没有被破坏，可在2周内缓解。

（2）炎症缓解期：由于急性炎症反应消退，渗出物逐渐吸收，此时X线检查可发现关节面恢复到正常状态。

（3）慢性期：典型X线表现主要是偏心性骨质破坏，严重者可见多个骨质破坏区相互融合。痛风石表现为不对称的分叶状软组织肿块影，部分可见钙化。

4.双能CT扫描

双能CT能特异性识别尿酸盐结晶，可作为影像学筛查手段之一，其优势为敏感性极高，劣势为价格高、有放射风险。使用双能CT不仅可以较为直观地显示尿酸盐结晶沉积的部位、范围、数量，还可根据需要进行多种方位的多平面重建、容积再现及多角度的3D重建，对痛风患者尿酸盐结晶沉积做出更直接、准确的影像诊断，有助于尿酸性肾病的无创性检测。

5.磁共振成像（MRI）

MRI可以从多个方面评估痛风，对病变侵蚀的骨骼、滑膜、骨髓、软骨和关节周围软组织结构等，都具有出色的可视化效果。

（1）痛风结石：在T_1加权图像上表现为等信号或低信号的结节，在T_2加权图像上表现多样，常为混杂信号，增强后可见斑片状强化，且多位于结节边缘。

（2）痛风性关节炎：MRI征象包括滑膜炎改变、骨髓水肿、关节积液、腱鞘炎和软组织水肿。

四、关节穿刺术偏振光显微镜检查

关节穿刺术偏振光显微镜检查是痛风诊断的金标准：一次或一次以上外周

关节炎发作的关节滑液中发现尿酸盐结晶，并能排除急性化脓性关节炎和其他急性关节炎。

痛风急性发作与血清尿酸水平的高低无关，痛风急性发作通常是在慢性高尿酸血症的基础上，由血尿酸水平的剧烈波动引发关节周围组织中单钠尿酸盐晶体析出或崩解，形成裸露尿酸盐，触发痛风急性发作。因此，痛风发作时，受累关节的滑液中有大量裸露的单钠尿酸盐晶体，这是痛风关节炎与其他关节炎最重要的鉴别点。

痛风的诊断目前推荐采用2015年ACR/EULAR的分类标准，对急性炎症关节进行关节穿刺术，抽吸关节滑液送检分析，包括关节滑液偏振光显微镜检查尿酸盐结晶、关节液的细胞计数和分类、革兰氏染色、细菌培养和药物敏感试验等。

单钠尿酸盐晶体在偏振光显微镜下呈针状，可位于细胞内，亦可位于细胞外，尿酸盐晶体的形状像针状或牙签状，当尿酸盐晶体平行于红色补偿器的轴排列时，尿酸盐晶体呈黄色，当尿酸盐晶体的排列方向与红色补偿器的轴方向垂直时，尿酸盐晶体呈蓝色，这种现象称为负双折射。在偏振光显微镜下，发现送检的急性炎症表现的关节滑液中有典型的负双折射的尿酸盐晶体，对诊断痛风极具特异性。

关节滑液里发现了尿酸盐结晶后，如果关节滑液的细胞学、细菌学等检查及临床表现完全排除急性化脓性关节炎及其他急性关节炎，才可以确诊痛风。

五、其他

1.疼痛VAS评分

疼痛VAS评分即视觉模拟评分法，是一种用于评估疼痛程度的方法。轻度疼痛平均值为2.57±1.04；中度疼痛平均值为5.18±1.41；重度疼痛平均值为8.41±1.35。当VAS≥7分，可联合两种抗炎镇痛药物。视觉模拟评分法示例见图3-1。

视觉模拟评分法（Visual Analogue Scale，简称VAS）

具体做法

在纸上面划一条10cm的横线，横线的一端为0，表示无痛；另一端为10，表示剧痛；中间部分表示不同程度的疼痛。让患者根据自我感觉在横线上划一记号，表示疼痛的程度。

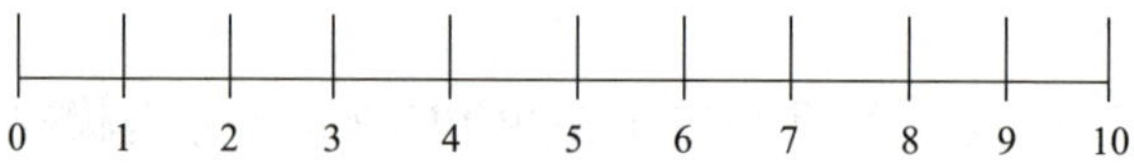

0～2表示舒适；3～4表示轻度不舒适；5～6表示中度不舒适；7～8表示重度不舒适；9～10表示极度不舒适

图3-1　视觉模拟评分法示例

2. 肾小球滤过率

肾小球滤过率（GFR）可以使用肾脏病膳食改善（MDRD）公式来估算，该公式考虑了血清肌酐水平、年龄、性别和种族。经典MDRD公式：$eGFR=170\times Scr^{-0.999}\times Age^{-0.176}\times BUN^{-0.170}\times Alb^{0.318}$（如果是女性×0.762，如果是非洲裔×1.180）。简化MDRD公式：$eGFR=186\times Scr^{-1.154}\times Age^{-0.203}$（女性×0.742）。

注：eGFR为估算肾小球滤过率，Scr为血清肌酐（mg/dL），Age为年龄（岁），BUN为尿素氮（mg/dL），Alb为血清白蛋白（g/L）。部分肾功能（血生化）检查单中提供肾小球滤过率数值。

（1）肾小球滤过率反映肾脏功能，如痛风患者存在肾功能损害（eGFR＜60mL/min）时，慎用利尿剂。

（2）肾小球滤过率影响用药类型和剂量，如当eGFR为35～59mL/(min·1.73m^2）时，秋水仙碱最大剂量为0.5mg/d；当eGFR为10～34mL/（min·1.73m^2）时，秋水仙碱最大剂量为每次0.5mg，隔天一次；当eGFR＜10mL/

（min·1.73m²）时，应禁用秋水仙碱。

3. 尚未普及的新指标

近年来，一些新型指标被提出，用于高尿酸血症和痛风的诊断和监测，这些指标的检测有助于更全面地了解患者的病情和预后，为治疗提供更加精准的方案。

（1）代谢相关指标：如稳态模型评价胰岛素抵抗指数（HOMA-IR）等，在痛风患者中也可能出现异常。这些指标可以反映患者的代谢状态和胰岛素抵抗情况，有助于痛风的诊断和治疗。

（2）糖蛋白乙酰基：与痛风发病风险呈正相关，是痛风的新型生物标志物。

（3）系统免疫炎症指数：可以作为评估痛风性关节炎疾病活动度的新型炎症标志物。

4. 排除或鉴别诊断检查

临床上还有一些症状与痛风类似，或者合并高尿酸血症的疾病，就需要排除或者鉴别诊断。这个时候需要检查HLA-B27、抗环瓜氨酸肽抗体（抗CCP抗体）、双侧骶髂CT等，以便排除类风湿关节炎、强直性脊柱炎及反应性关节炎等疾病，避免误诊，及时诊治。

六、诊断标准

1. 高尿酸血症

非同日2次血尿酸水平超过420μmol/L。

2. 无症状高尿酸血症

血尿酸水平升高而临床尚未出现急性痛风性关节炎或皮下痛风石。

3. 亚临床痛风

无症状高尿酸血症患者，如影像学检查发现尿酸盐结晶沉积和（或）痛风性骨侵蚀，定义为亚临床痛风。

4. 痛风

目前痛风的诊断依然采用2015年美国风湿病学会（ACR）/欧洲抗风湿病联盟（EULAR）的分类标准（表3-1）。

5. 难治性痛风

① 足量足疗程单用或联用常规降尿酸药物，但血尿酸仍≥360μmol/L。

② 接受规范化治疗，痛风仍发作≥2次/年。

③ 存在多发性和（或）进展性痛风石。

具备以上三条中至少一条，即可诊断为痛风。

表3-1 2015年美国风湿病学会（ACR）/欧洲抗风湿病联盟（EULAR）的分类标准

项目			得分
第1步：准入标准　周围关节或关节囊至少有1次肿胀、疼痛或触痛			
第2步：充分标准（如果条件满足，可直接诊断为痛风，无需评分）　在有症状的关节、关节囊（滑液）或痛风结节中发现单钠尿酸盐（MSU）			
第3步：评分标准（如果不满足充分标准时使用）　≥8分即可诊断痛风			
临床表现	症状发作期间关节/囊受累的类型	踝关节或足中段（但不累及第1跖趾关节）	1
		第1跖趾关节	2
	症状发作时受累关节的特征：红肿（患者报告或医生观察）、明显压痛、活动受限	满足1个特征	1
		满足2个特征	2
		满足3个特征	3

续表

项目			得分
临床表现	下列特征符合2～3条为典型发作：疼痛达峰时间＜24h；症状缓解时间≤14天；2次发作期间完全缓解	1次典型发作	1
		多次典型发作	2
	痛风结节的临床证据：渗出性或粉状皮下结节，常上覆血管，位于典型部位，如关节、耳、鹰嘴窝、手指垫、肌腱	有	4
实验室指标	血尿酸水平（未使用降尿酸药物；急性发作4周后；任意时间最高值）	＜4mg/dL（＜240μmol/L）	-4
		4～＜6mg/dL（240～＜360μmol/L）	0
		6～＜8mg/dL（360～＜480μmol/L）	2
		8～＜10mg/dL（480～＜600μmol/L）	3
		≥10mg/dL（≥600μmol/L）	4
	受累关节/囊的滑液分析	MSU阴性	-2
影像学特征	受累关节/囊内尿酸盐沉积的影像学证据：双轨征或双能CT显示尿酸盐沉积的超声证据	有任一项	4
	痛风相关关节损伤的影像学证据：手和（或）足的常规X线显示至少有1处侵蚀	有	4

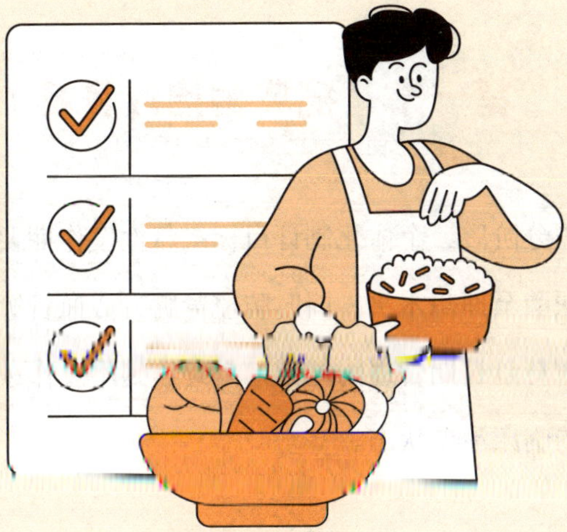

第四章

痛风患者的治疗全攻略

第一节　痛风的治疗目标

痛风的治疗需分阶段、个体化制订目标：急性发作期要迅速控炎止痛，发作间期严格降血尿酸至理想水平，同时防控肾脏、心血管等疾病并发症。生活方式干预与患者教育是长期管理的基础，最终达到不发作或少发作、缩小痛风石、控制并发症的临床治愈状态。

一、控制急性发作

痛风一旦发作，患者往往被折磨得苦不堪言。急性痛风治疗有个极为关键的原则——尽早干预。研究表明，发病24小时内及时用药，能显著控制、缓解关节炎症，减轻疼痛，降低关节损伤风险。

1.急性发作特征

生活中，常能看到一些青年男性，在尽情享受酒精、海鲜、火锅的美味后，健康隐患悄然降临。他们的脚趾关节可能会毫无征兆地红肿起来，随之而来的是难以忍受的剧痛，这大概率是体内尿酸水平急剧升高，触发了痛风急性发作。痛风发作的可怕之处，就在于疼痛来得猝不及防，尤其是夜深人静时，尖锐的刺痛常让患者从睡梦中生生疼醒，随着时间推移，痛感愈发强烈，痛得人辗转反侧、难以入眠。

痛风初次发作，多表现为单侧足部第1跖趾关节，也就是大脚趾的首个关节剧烈疼痛，足背、足跟、脚踝、膝盖等关节也可能被波及。发作时，这些关节及周围组织会因炎症明显红肿、发热，有的患者还会出现全身不适症状。

痛风作为嘌呤代谢异常引发的代谢性疾病，常常让人防不胜防。不过，通过合理饮食调整、必要药物干预，完全有机会缓解病情、减轻患者痛苦。正确的生活方式与治疗手段能有效控制尿酸水平，防止病情恶化。所以，尽早识别痛风症状，并积极采取措施至关重要。

随着病情发展，患者会明显感觉关节活动能力下降。痛风发作时，关节僵硬、变形，剧痛难忍，还可能伴有全身不适、体温升高等症状。严重时，患者疼得无法行走，只能卧床休息，症状可能持续数天甚至数周，给生活带来极大不便。若痛风发作后不及时处理、反复发病却不就医，病情会逐渐恶化，还可能诱发糖尿病、肾脏疾病等并发症。

2.缓解急性发作的症状

痛风急性发作时，当务之急是迅速行动，减轻患者痛苦。一旦察觉痛风发作，应马上评估能否前往医院紧急治疗。条件允许的话，尽量在发病24小时内赶到专业医疗机构，这对控制病情、缓解疼痛极为关键，能避免关节进一步受损，抑制炎症反应。

由于痛风主要影响关节功能，对患处关节的妥善处理必不可少。疼痛剧烈时，务必减少关节活动，可躺在床上，用枕头或软垫抬高患处关节，以此减轻活动造成的压力与疼痛，维持关节稳定。即便疼痛有所缓解，也要谨遵医嘱，72小时内避免剧烈运动，因为运动会加重关节负担，引发肿胀等症状。虽说适度活动对维持肌肉力量、预防长期卧床的不良影响有益，但痛风急性发作期，过度运动绝非明智之举。

总之，痛风急性发作时，必须迅速、谨慎应对，及时就医，减轻关节负担，避免剧烈活动，如此既能有效控制疼痛，又能最大程度保护关节健康，降低未来复发风险。在痛风管理过程中，耐心坚持是关键，只有长期做好各项措施，才能真正战胜痛风。

此外，在处理急性痛风症状时，局部冰敷或冰袋法是一种有效的方法。它能显著降低炎症细胞渗出，从而减轻因炎症引起的肿胀与疼痛。但使用这种方法时需要注意一些细节，每次冰敷时间不宜过长（约20分钟），以防冻伤。如果冰袋太小，可以考虑在冰袋外面包裹一层较大的袋子，这样既能保持冷敷效果，又能防止冻僵和伤害皮肤。需要强调的是，一定要避免进行任何形式的按摩或热敷治疗行为，热敷可能会导致血管扩张，这对于痛风患者来说是非常危险的。一旦血管扩张，原本就已经发炎的关节部位将承受更多的压力，这无疑会加剧肿胀和疼痛。

最后，为了促进体内尿酸的排泄，建议患者每天摄入足量的水。充足的水分有助于稀释尿酸，并通过尿液排出体外。因此，每天至少饮用2000mL的水是必要的。通过以上措施，可以帮助痛风患者减轻疼痛和不适，同时促进康复过程。

二、预防复发

痛风是一种反复发作的炎症性疾病，其反复发作不仅造成身体上的折磨，更严重影响患者的生活质量与心理健康。作为独立的心血管疾病风险因子，痛风会显著增加冠心病、心肌梗死等疾病的发病概率，一旦出现这类并发症，不仅对患者生命构成重大威胁，也会给家庭带来沉重的经济负担与精神压力。研究表明，痛风发作频率与生活品质直接相关：随着病情进展，发作会愈发频繁，形成恶性循环。特别是每年复发超过3次的患者，更易伴随肾功能衰竭、心脑血管疾病等并发症，加剧身体与经济的双重压力；同时，慢性疼痛与关节损伤会限制患者的工作与社交，降低其社会参与度。因此，痛风患者需高度重视病情控制，通过预防复发、调整生活方式等手段改善健康状况。

1.培养健康生活方式

近期研究证实，酒精的摄入与痛风发作关系密切：每年发作3～4次的患者，酒精摄入量明显高于每年发作1～2次者，且对白酒、啤酒的偏好更显著。由于酒精的嘌呤含量通常高于谷物、蔬果、坚果、食用菌及多数饮料，痛风患者需遵循低嘌呤饮食原则，限制酒精的摄入。

尿酸约80%源于人体自身合成，因此饮食控制仅起辅助作用，不可过度依赖，还需结合健康的饮食习惯与适度的体育锻炼，以满足身体对蛋白质的正常需求。此外，许多患者因对痛风的严重性认识不足，缺乏日常管理意识，而通过改善饮食结构、增加运动量及接受系统的健康教育，可有效降低复发率，减轻痛苦，提升生活质量。

2.中医调护

中医学认为，痛风复发与肝脾肾功能失调及湿热痰瘀互结密切相关，其病机多因气血失和、风湿热邪痹阻经络，或痰瘀互结，引发关节剧痛。现代生活因素如高脂饮食、酗酒、情志失调、过劳熬夜等，均可损伤肝脾，加剧湿热内生，诱发痛风。应以调肝为先，疏泄湿热。肝主疏泄，功能失调则气滞湿阻，郁而化热。可通过疏肝理气、清利湿热，阻断病理链条，减少发作。其次，健脾补肾，固本培元。脾虚，则运化失职，痰湿积聚，需健脾化湿；肾亏，则气化无力，尿酸排泄障碍，宜补肾通络。总之，综合干预，平衡阴阳。结合中药内服、外治法、生活方式调整，调和气血阴阳，改善体质。从根源调理代谢紊乱，减少复发频率，实现“治未病”目标。

三、纠正高尿酸血症

高尿酸血症的成因复杂多样，主要可以归纳为三个方面。首先是尿酸的合成速度加快，尿酸是体内嘌呤代谢的终产物，如果嘌呤代谢过于活跃，产生的尿酸过多，就会在血液中蓄积。其次，尿酸的排泄能力下降，这可能与多种因素有关，包括肾脏功能不全、药物影响或是身体对尿酸的吸收效率降低等。最后，上述两种机制有时还会相互作用，共同导致血尿酸水平的上升。对于健康人群而言，体内的尿酸水平通常处于一个稳定的状态，因为身体具有平衡调节机制，能够维持尿酸合成与排出之间的动态平衡。然而，如果尿酸水平超过了这个平衡点，就会引起高尿酸血症的症状。值得注意的是，并非所有的高尿酸血症患者最终都会演变成痛风。事实上，只有大约十分之一的高尿酸血症患者会发展为痛风。然而，随着尿酸水平的持续升高，以及患病时间的延长，患上痛风的风险也会逐渐增大。因此，高尿酸血症与痛风之间存在着一种密切的联系，两者互为因果，相互促进。

痛风患者在康复过程中首先必须控制高尿酸血症，这对于理解痛风的根本原因和制订有效治疗策略具有重要意义。原发性痛风虽难以找到根治之道，但通过积极管理高尿酸血症，其病情是可以得到有效控制甚至逆转的。在面对痛风患者时，我们提倡首先采用非药物治疗手段来降低血尿酸水平，包括饮食调整、规律运动以及减轻压力等，旨在从多方面着手改善尿酸代谢。这样做可以减少痛风发作的频率，并有助于缓解由于关节侵蚀导致的痛楚。为了达到这个目标，患者可能需要遵循更为严格的饮食计划，限制高嘌呤食物的摄入，并增加水分摄入量。同时，定期监测血尿酸水平，以及时调整治疗方案也至关重要。

总之，痛风患者应密切关注自己的血尿酸水平，并根据医生的指导采取相应的治疗措施。通过这种方式，不仅可以预防痛风进一步恶化，还能提高患者生活质量。通过上述生活方式调整但血尿酸水平仍控制不佳的患者，需使用药物治疗。

四、预防关节破坏及肾脏损伤等并发症

根据最新的统计数据，12%～35%的痛风患者会逐渐发展成为痛风石的受害者。痛风石在足部尤为多发，其中第1跖趾关节处的痛风石最为常见，它不仅影响足部外观，更会给患者带来难以忍受的疼痛和不适。痛风的发病机制异常复杂，且具有较高复发性。随着病情的进展，痛风石会逐渐形成，它们不仅侵蚀关节的骨骼、韧带和肌腱结构，还可能导致肢体的形态和功能出现障碍，甚至造成永久性残疾。随着病情恶化，较大体积的痛风石可能会引起周围软组织的纤维化，进而导致皮肤局部缺血，最后引发皮肤的破溃感染，严重降低患者的生活质量。

值得注意的是，痛风往往与肾功能损害并存。肾功能损害能导致血尿酸水平的异常升高，两者之间存在着互相促进的关系。如果不及时采取有效的干预措施，患者可能会逐步进展为终末期肾病，从而严重影响其生活质量，甚至缩短生命周期。那么，痛风引起肾功能损害的具体原因有哪些呢？首先，尿酸会直接作用于肾脏，导致尿酸盐沉积；其次，多个并发疾病如糖尿病、高血压等的联合作用也是一个重要因素；再者，不良的生活习惯也会对肾脏健康产生不利影响。这些因素相互作用，不断加速病情的发展，最终导致多种肾脏并发症。随着年龄的增长和病程的延长，以及血尿酸水平的持续升高，高尿素氮血症的出现，合并的高血压和尿蛋白异常等问题，都显著增加了肾功能损害的风险。因此，对于痛风患者而言，保持良好的生活习惯、定期监测尿酸水平、积极控制血压和血糖，以及避免摄入过多高嘌呤食物，都是预防肾功能损害的关键措施。只有这样，才能够有效地管理痛风，减少痛风石的形成，降低相关并发症的发生率，提高患者的生活品质。

五、提高患者生存质量

早期的研究揭示了多种影响痛风患者生存质量的因素。其中包括人口统计学因素、疾病本身的特征、合并症情况、治疗方法以及患者的精神状况等。治疗方法，尤其是药物治疗和生活方式的调整，被认为是影响患者生存质量的主要原因。因此，积极参与治疗，选择合适的医疗方案，对于改善患者的生存质量至关重要。通过科学合理的治疗，痛风完全有可能得到治愈。除了医疗干预外，创造良好的社会环境也同样重要。这需要全社会共同努力，为患者提供支持和理解，帮助他们克服心理障碍，适应社会环境。通过这种全方位的社会支持体系，可以显著提升患者的生命质量。如果能够实现多方的联合干预，那么患者的生存质量将会得到实质性的改善，这不仅有助于缓解患者的病痛，还能从根本上改善他们的生活质量。

第二节　痛风的治疗方法

一、药物治疗

痛风治疗的首要原则是控制痛风发作的频率和严重程度，药物治疗起着非常重要的作用。通过药物使用，能够有效地缓解疼痛、减少痛风复发的风险，从而实现长期管理。然而，由于缺乏对疾病认识的普及和规范化治疗的推广，一些患者仍然面临着痛风反复发作、难以治愈的困境。这些难治性痛风患者通常表现为持续的关节疼痛，且伴随有明显的关节肿胀，使得他们在日常生活中遭受极大的痛苦和不便。当患者出现剧烈疼痛、全身多关节受累或大关节受到影响时，常规的单一用药方案难以有效控制症状。因此，医生会建议患者采取综合性的治疗方案，以提高治疗效果并降低副作用。

在这种情况下，主张尽早用药，秋水仙碱作为治疗急性痛风的首选药物之一，可有效控制急性发作期的症状。临床上也常建议秋水仙碱与非甾体抗炎药联合使用，因为它们可以减轻炎症反应，帮助患者快速缓解疼痛。此外，糖皮质激素也可用于短期内快速缓解急性痛风性关节炎的症状，在临床实践中，为最大限度减少不良反应，医生强调在使用秋水仙碱、非甾体抗炎药以及糖皮质激素时需遵循个体化治疗原则。例如，如果一个患者需要口服糖皮质激素，那么在使用非甾体抗炎药时应该非常小心，以避免两者同时使用所引起的胃肠道不适或消化不良，甚至可能出现的消化道溃疡。此外，医生还会考虑到患者的具体情况，如是否有其他潜在疾病，以及患者的整体健康状况，来决定最佳的治疗方案。

总的来说，虽然难治性痛风的管理充满挑战，但通过综合医疗团队的协作和精准治疗，许多患者都能获得有效的控制，享受正常的生活。随着医学研究的不断进步和治疗手段的日益丰富，相信未来对于这一顽固性疾病的理解和治疗将更加深入和有效。

以下为治疗痛风的常见药物。

1.非甾体抗炎药

在急性痛风发作期间，非甾体抗炎药因其能快速缓解疼痛症状而被广泛推荐使用。吲哚美辛、依托考昔、双氯芬酸钠和洛索洛芬便是目前市场上较为常用的非甾体抗炎药。通常，患者在服药后24小时内就能感受到疼痛明显减轻。然而，需要注意的是，长期或不适当地使用非甾体抗炎药可能会导致胃肠道不适、消化道溃疡、肾功能损害等。

2. 秋水仙碱

秋水仙碱作为另一种重要的抗痛风药物，与非甾体抗炎药具有相似的作用机制。它能够有效抑制由尿酸盐结晶引发的白细胞异常增多，并且影响白细胞的趋化功能，从而起到抗炎镇痛的作用。建议在痛风急性发作的12小时内尽早使用，超过36小时，秋水仙碱的疗效会受到影响。尽管如此，秋水仙碱也存在一定的毒副作用，如恶心、呕吐、腹泻、骨髓抑制等，因此在使用时必须谨慎。

3. 糖皮质激素

糖皮质激素适用于急性痛风发作时伴有严重全身症状、常规治疗效果不佳、药物应用受限或存在肾功能不全的患者。其中泼尼松作为临床常用的糖皮质激素，能有效控制炎症并减轻疼痛。促肾上腺皮质激素则仅在少数特殊情况下（如对糖皮质激素禁忌时）作为替代选择。需注意，长期或不规范使用这两类激素可能引发骨质疏松、消化道溃疡、类固醇性糖尿病等风险。

4. 枸橼酸氢钾钠和碳酸氢钠

碱化尿液的药物对于预防尿酸盐结石具有重要意义。众所周知，尿酸过高易形成尿酸盐结石。当尿液的pH值低于6时，尿酸盐结晶的形成概率增加；反之，若尿液pH值超过7，虽然尿酸的溶解度有所提高，但含钙结石的形成比例却相应增加。因此，痛风的治疗不仅要注重镇痛，还应关注尿液的pH调节。枸橼酸氢钾钠和碳酸氢钠是临床上用于碱化尿液的药物，它们有助于维持尿液的正常pH环境，减少尿酸盐晶体的形成。

5. 苯溴马隆、别嘌醇和非布司他

痛风急性发作2周后，为了降低血中尿酸水平，促进尿酸从体内排出，患者往往需要进行药物治疗。临床上常见降尿酸药物分为两类：一类是促进尿酸排泄的药物，例如苯溴马隆，它通过阻止肾脏对尿酸的重吸收，降低血液中尿酸的含量，同时减少机体内尿酸的积累，此类药物在使用时应尽量鼓励患者多饮水，减少尿酸盐结晶形成可能；第二类药物是抑制尿酸生成的药物，如别嘌醇和非布司他，它们通过竞争性地抑制黄嘌呤氧化酶，减少尿酸生成，进而降低血中尿酸含量。但在肾功能减退的患者中，别嘌醇需要酌情减量，肾小球滤过率＜15mL/（min・1.73m^2）的患者，禁用该药。另外，使用别嘌醇有引起严重过敏，甚至出现剥脱性皮炎的风险，因此建议在使用前进行*HLA-B*5801*基因检测。

6. 炎症受体拮抗剂

常规药物治疗无效的难治性痛风患者，可选择炎症受体拮抗剂，如白介素-1受体拮抗剂。常用的白介素-1受体拮抗剂包括利纳西普、卡纳单抗。其中卡纳单抗已被欧洲药品管理局批准为常规药物，如秋水仙碱、糖皮质激素、非甾体抗炎药治疗无效的患者，150mg皮下注射，能取得较好的临床效果。

7. 联合用药

此外，在单药治疗效果不佳时，医生有时会考虑联合用药。例如，低剂量的秋水仙碱与非甾体抗炎药联用，这种组合对痛风的治疗效果良好，且秋水仙碱的副作用相对较小，是一种值得推荐的用药方案。另一种推荐的联合用药方式是低剂量的秋水仙碱联合小剂量糖皮质激素治疗，这种组合方式也能有效降低炎症反应，改善痛风患者的疼痛症状。临床上，不推荐糖皮质激素联合非甾体抗

炎药，原因为这种组合可能会加重消化道症状，甚至出现消化道溃疡风险等。然而，任何药物联用都应在专业医生指导下进行，以确保安全有效地治疗痛风。

需要注意的是，为了减少药物使用而引起的胃肠道不良反应，我们提醒患者要注意查阅药物说明书或询问医生，确定药物是在饭前还是饭后服用，若饭后服用，一定要避免空腹服药，否则容易引起胃肠道不适。如若在服药过程中出现胃肠道不适症状，可以先试用一些益生菌或酵素，调节肠道菌群，观察症状是否缓解。如果症状并未缓解，可以服用奥美拉唑等治疗胃部不适的药物。如果仍然没有缓解，建议去医院询问医生是否需要停止服用药物并更换药效相同的药物。

表4-1为用于痛风的常见镇痛药。表4-2为常见降尿酸药。

表4-1　用于痛风的常见镇痛药

药品名称	适用情况	处方类型	孕妇用药	儿童用药	饮酒限制	注意事项
秋水仙碱	治疗痛风性关节炎的急性发作，预防复发性痛风性关节炎的急性发作	处方药	禁用	—	—	育龄期妇女或其配偶在开始治疗前3个月至停药后3个月内采用有效的避孕措施
双氯芬酸钠	缓解类风湿关节炎、骨关节炎等关节肿痛症状	处方药	禁用	16岁以下儿童不宜使用	—	活动性消化道溃疡患者禁用
吲哚美辛	用于治疗关节炎、滑囊炎，还可解热、镇痛等	处方药	禁用	—	—	心功能不全及高血压等患者慎用
塞来昔布	主要治疗骨关节炎和类风湿关节炎，缓解疼痛	处方药	禁用	慎用	禁止饮酒	—
依托考昔	用于治疗骨关节炎急性期和慢性期的症状、急性痛风性关节炎、痛经	处方药	禁用	—	—	哺乳期妇女应停止哺乳

表4-2 降尿酸药

药品名称	适用情况	处方类型	孕妇用药	儿童用药	饮酒限制	注意事项
别嘌醇	用于治疗高尿酸血症、痛风、痛风石、尿酸性肾结石和/或尿酸性肾病	处方药	禁用	—	避免饮酒	服药期间应多喝水
苯溴马隆	用于治疗原发性高尿酸血症、痛风性关节炎间歇期及痛风结节肿等	处方药	禁用	不推荐儿童使用	避免饮酒	哺乳期妇女禁用
非布司他	抑制尿酸生成，适用于痛风患者高尿酸血症的长期治疗	处方药	禁用	慎用	避免饮酒	哺乳期妇女应停止哺乳
丙磺舒	适用于部分符合要求的高尿酸血症伴慢性痛风性关节炎及痛风结石患者，及抗生素辅助用药	处方药	禁用	2岁以下小儿禁用	避免饮酒	运动员慎用

二、物理治疗

无论是急性发作还是慢性持续的疼痛，患者首先可以考虑寻求物理治疗。疼痛的成因千差万别，即使是在诊断为同一疾病的两位患者身上，由于每个人的个体差异、病情发展的阶段不同，疼痛原因也会有所不同。因此，对患者的疼痛机制进行精确评估显得尤为重要，这将有助于临床医生选择最合适的理疗方案，从而有效缓解患者的疼痛症状，促进康复进程。

在临床上，我们经常接触到的物理治疗方法包括疼痛宣教、运动干预、推拿，以及经皮电神经刺激等。

1.疼痛宣教

疼痛宣教，常作为物理治疗的补充环节，其目的在于通过多种途径和方法让患者深刻理解疼痛产生的机制。这一过程有助于改变患者对疼痛的认知与行为模式，从而提高大脑处理疼痛的能力。

2.运动干预

近期的研究成果表明，规律性地参与体育活动不仅能够改善健康状况，还能对神经系统产生积极影响。这些运动通过促进血液循环、增强肌肉力量和调节身体功能来减少脊髓和脑干区域的兴奋性，同时降低中枢神经系统中兴奋性神经递质的浓度。这种由内而外的调节机制为疼痛管理提供了新的视角，因为它揭示出运动对于减轻慢性疼痛具有潜在的治疗价值。这一发现为临床上使用非药物方法缓解疼痛提供了科学依据，并且强调了长期坚持体育锻炼在维护神经系统健康方面的重要性。

3.推拿

推拿是调控中枢疼痛的关键手段。推拿通过激活中枢疼痛抑制机制，显著降低中枢的兴奋性，从而在脊髓水平产生镇痛效果。这一方法对于非创伤性中枢敏化相关疼痛有着显著的效果。

4.经皮电神经刺激

经皮电神经刺激技术是一种通过微电流调节疼痛感知的镇痛手段。其核心原理是利用特定参数的电流作用于皮下神经，一方面干扰疼痛信号向中枢神经系统的传导，降低神经对疼痛的敏感度；另一方面可促进内源性镇痛物质（如内啡肽）的释放，从机制上缓解疼痛。与传统镇痛方式相比，该技术的优势在于能根据患者疼痛部位、程度及身体耐受度灵活调节刺激参数，实现个性化干预，而非依赖运动方案辅助。临床实践表明，它不仅能有效缓解慢性疼痛，还可改善因疼痛导致的功能障碍，加速康复进程，因此被视作未来镇痛治疗的重要发展方向。

总之，物理治疗是通过多样化物理手段缓解疼痛、纠正功能障碍、促进康复的综合治疗方式。其核心在于“个体化”。治疗前，医生与理疗师需对患者进行详尽评估，结合病史、体格检查及疼痛机制分析，制订精准匹配患者需求的方案。随着医学技术的进步，现代物理治疗已从传统的按摩、热疗等，拓展至电刺激疗法、超声波疗法、光疗法等，为疾病治疗提供了更精准的选择，也让患者从被动接受治疗转变为主动参与健康管理。这种转变不仅丰富了治疗选项、提升了患者的满意度，还激发了患者提高生活质量的动力，为康复带来更多可能。

三、健康教育和生活方式调整

随着现代医学的进步，痛风的治疗已变得更为精细化和个体化。治疗手段不仅包括传统的药物疗法，还涵盖了许多其他方法，如饮食调整、运动锻炼以及生活方式调整等，这些方法被认为是痛风长期治疗不可或缺的一环。

健康教育和生活习惯调整对控制痛风具有重要作用，不仅可以预防疾病的发生，还可以帮助患者更好地管理病情。研究数据显示，不同年龄的痛风患者由于其遗传背景、生活环境和个体差异等因素，其致病因素和临床特征也有所不同。例如青壮年男性患者通常因为剧烈运动和大量饮酒而引发痛风，而老年患者的痛风发作则往往与上呼吸道感染、气候变化及使用利尿剂等有关。针对这些差异，开展针对性的健康教育显得尤为重要。通过综合性的健康教育计划，可以对痛风高风险人群进行全面的健康教育，引导他们减少高嘌呤食物的摄入，维持健康的生活习惯，适当进行体育锻炼，并为患者提供必要的鼓励和支持。此外，定期举行卫生知识讲座也能帮助患者更好地理解痛风的相关知识，促进他们积极参与到治疗过程中来。

总之，痛风治疗的成功不仅需要医生的专业诊疗，更离不开患者的主动配合与家庭成员的支持。通过普及痛风相关的健康教育并引导实践，能为患者营造更健康的生活环境，让他们在有效控制痛风的同时，更好地享受生活。

在医疗保健领域，对患者实施健康教育是一项至关重要的工作。健康教育不仅有助于患者更好地理解自己的健康状况，而且还能够提升他们的自我管理能力，使他们能够积极参与到自己的健康管理中来。

1. 饮食健康教育

饮食健康教育对于患者来说尤其重要。它不仅仅是关于食物的选择，更是关于如何通过合理的饮食结构来增强体质、促进康复的过程。营养师会根据患者的身体需求和疾病状态，制订个性化的营养菜谱，帮助患者调整饮食习惯，确保患者摄取足够的营养物质，有效地避免因不良饮食习惯而导致的病情恶化或复发。

2. 药物健康教育

药物健康教育也是不可或缺的一部分。药物治疗是许多疾病治疗过程中的关键手段，但同时药物可能会引起一些副作用。通过对患者进行药物健康教育，医生和药师可以帮助他们正确识别这些副作用，并教会他们如何应对这些情况。及时就医和遵循医嘱对于保证药物使用的安全性至关重要，同时也有助于降低血尿酸浓度，减少痛风及并发症发生的风险。

3. 康复健康教育

康复健康教育则是针对患者个体差异设计的，旨在根据每个人的具体状况提供分阶段的康复方案。这包括了运动训练、物理治疗以及针对性的运动指导，目的在于促进病情恢复，防止关节损伤，并提高患者的身体功能和运动控制水平。

4.心理健康教育

心理健康教育对于患者来说也是一个不可忽视的环节。心理因素与健康状况紧密相关，良好的心理状态可以显著提升患者的整体生活质量。专业的心理健康教育不仅可以减轻患者的心理负担，减轻负面情绪，还能提升患者的心理素质，从而增强患者治疗的信心。这种信心的建立和维持对于患者的治疗过程具有深远的意义，能促使患者在治疗期间更加主动地参与到健康管理中，提高生活质量。

上述各类健康教育措施的设计，均旨在精准匹配患者在不同康复阶段的实际需求，同时兼顾其认知水平的差异。这些教育活动并非单一的理论知识灌输，而是融合了实践操作指导与个性化策略制订的综合性干预——既帮助患者系统掌握健康管理的核心原理，又通过模拟演练、场景实操等方式提升其实际应用能力，还会结合个体情况协助制订可落地的健康规划。在此基础上，实时评价与反馈系统的介入，能让患者清晰直观地看到自身健康管理的进展与成效。这种“目标明确-行动有法-效果可见”的闭环模式，不仅能增强患者对健康教育的认同感和执行力，更能持续激发其主动参与健康管理的积极性，最终推动健康成效的显著提升。

第三节　痛风的运动治疗

痛风若得不到有效控制，会导致关节畸形，给患者带来极大的身心痛苦。目前，我国已有超千万人饱受其害。众所周知，痛风患者因关节等问题活动受限，如果运动不当可能会产生更加严重的损伤，但这是否意味着他们就完全不能进行运动呢？首先，让我们明确一点：适度的运动对痛风患者来说是有益的。长期缺乏运动会导致体质下降，甚至出现骨质疏松和肌肉萎缩等现象。而适量的运动可以促进新陈代谢，加速尿酸的排泄，从而有助于降低血尿酸水平。其次，运动还能提高身体素质，增强体质，预防骨质疏松和肌肉萎缩。适量运动能够帮助控制体重，有助于预防肥胖、高血压和高脂血症等。最后，研究已经证实，每天坚持运动30分钟，痛风患者的急性发作频率可降低1/3。这表明运动在一定程度上能够缓解痛风症状，提高患者的生活质量。因此，痛风患者也不必完全避免运动，关键在于找到适合自己的运动量和时间。

一、不同年龄痛风患者的运动建议

对于正处于急性发作期的痛风患者，一般不建议进行任何形式的运动。因为在这个阶段，身体的炎症反应还非常强烈，运动会加剧疼痛和炎症，使情况变得更加糟糕。因此，急性发作期的痛风患者应该严格遵守医嘱，卧床休息，以减轻关节的压力和减少炎症。同时，建议将患肢抬高，这样可以促进血液回流，缓解疼痛。此外，患者还应避免任何形式的负重，这是为了防止加重关节负担，增加疼痛和不适的风险。只有当关节疼痛得到显著缓解，经过72小时的休息后，患者才能逐渐恢复活动，此时应进行适度的活动，并密切观察自己的身体状况，确保不会再次触发痛风急性发作。那么，除了病情发作的急性期，在日常生活中，痛风患者该如何进行锻炼，来减少痛风的发作呢？针对不同的年龄阶段，我们给出以下建议。

（一）青年患者的运动建议

随着时间的推移，人们在追求更高生活水平的过程中，饮食习惯和健康意识也随之发生了翻天覆地的变化。特别是在过去几十年间，随着经济的快速增长和社会的日益进步，食品工业的繁荣，以及生活方式的重大转变，这些变化不仅提高了我们的总体生活质量，还改变了我们的饮食结构，导致越来越多的人患上了痛风。痛风不再是老年人的专利，如今它正逐渐成为年轻人群中常见的慢性代谢性疾病之一。

青年患者在进行适当的锻炼时，可以选择以下运动项目。

1.抗阻运动

抗阻运动亦称力量训练，它是一种通过对抗外力来增加身体肌肉的力量和耐力的运动方式，能显著提升肌肉力量，增强身体的整体协调性与灵活性。在日常生活中，青年痛风患者可以进行锻炼的抗阻运动包括俯卧撑、仰卧起坐、引体向上等多种形式（图4-1）。这样的锻炼方式不需要过多的器械，也能够有效地增强力量。这些运动不仅能够塑造体型，满足青年对自身形体的需求，还有助于提高身体的健康水平，减少痛风的发作。

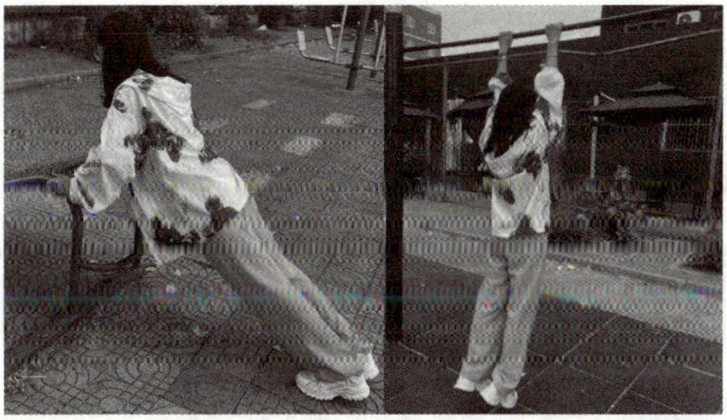

图4-1　俯卧撑与引体向上

2.有氧运动

有氧运动指主要以有氧代谢提供运动中所需能量的运动方式，运动负荷与耗氧量呈线性关系。有氧运动的种类繁多，包括慢跑、快走、游泳和太极拳等（图4-2）。这些运动都符合有氧运动的定义，即心率不超过150次/分。但是，尿酸盐易沉积于关节软骨表面，长期累积可侵蚀软骨、破坏骨质，导致韧带松弛和关节结构破坏。快速扭曲关节的动作更容易导致本就不健康的关节面和关节软骨受到损伤。因此，对关节产生纵向压力的运动，比如跳绳、篮球、排球、跳远等，都需要特别注意，因为这些运动会直接导致尿酸盐沉积的关节软骨进一步损伤。对于已经形成尿酸结晶的患者来说，应避免进行对下肢关节和足部负荷较大的运动项目，例如爬山、长跑、足球和跳跃等。这些活动可能会刺激尿酸结晶脱落，从而引起痛风的发作。

在选择适合的运动方式时，应当优先考虑那些对关节友好的有氧运动。如有氧操、椭圆机和骑自行车等，不仅能够提升心率，还能降低受伤的风险，是非常理想的锻炼选项。相对而言，快步走和慢步跑这类较轻松的运动也是很好的选择，它们可以有效增强心肺功能，改善血液循环，降低血尿酸水平，降低痛风患者合并心脏病的风险。骑自行车是一种既简单又全面的锻炼方式，可以锻炼下肢的髋关节、膝关节和踝关节，同时锻炼到多组肌肉。这样的锻炼不仅能减缓关节疼痛，防止关节肌肉挛缩，而且在很大程度上可以预防急性痛风发作。不要尝试自行车爬坡项目，因为这会增加膝关节的负担。乒乓球运动作为一项全身性的运动，能够锻炼心肺功能和内脏系统，同时提高基础代谢，降低血液中的尿酸含量，而且乒乓球运动对场地和器材的要求并不太高，易于开展和普及，是较好的选择。

小贴士

游泳与舞蹈

1.游泳

游泳不仅是一种广受欢迎的健身方式，更是全面锻炼身体各个部位的绝佳选择。它通过不同的泳姿（例如蛙泳和自由泳）对肌肉施加压力，从而有效地增强肌肉的力量。同时，这种运动也有助于提升整体的协调性和平衡能力。游泳是一种对身体各关节都有益处的运动方式，它不仅可以活动关节，增加柔韧性，还可以减少关节负重，改善血液循环。游泳还有助于促进尿液排泄。游泳不易受伤，且动作温和。建议每周进行1～2次游泳，每次大约30分钟。对于患有痛风的人来说，游泳是最佳选择之一。

2.舞蹈

舞蹈不仅仅是一种娱乐方式，它还能显著增强患者的肌肉力量，特别是腿部力量。这种锻炼对于提高身体的协调性和稳定性至关重要。痛风患者在选择舞蹈时，可以考虑那些具有较好弹性和伸展性的舞蹈形式。这样的舞蹈动作能够更好地适应身体的不同部位，减少关节压力，有助于减轻疼痛症状。

3.平衡运动

平衡运动是改善患者运动功能的有效途径，不仅能增强肌肉与关节的灵活性，还能帮助患者更自如地完成日常动作。具体而言，可选择单脚站立练习，能针对性锻炼平衡感与单侧肢体的支撑控制能力（图4-3）。此外，坐位体前屈能有效伸展脊椎与髋部肌群，改善相关部位的柔韧性；仰卧起坐可强化腹部核心力量，为躯体稳定性提供支撑；两者可以通过调整训练条件（如加入不稳定支撑）间接提升平衡能力。通过持续练习这些动作，不仅能增强患者的身体力量，还能提高患者对复杂运动技巧的掌握能力，使患者在面对“挑战”时更有信心和控制力。

4. 功能性训练

要想增强肌肉的力量和耐力，可以通过一系列的练习来实现，其中包括俯卧撑、仰卧起坐（图4-4）等。这些动作不仅能帮助提升力量，还能增强协调能力。通过不断地重复这些练习，患者能够有效地提高肌肉的整体功能。

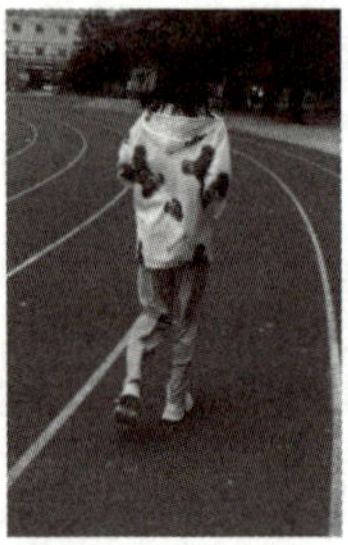

图4-2 慢跑

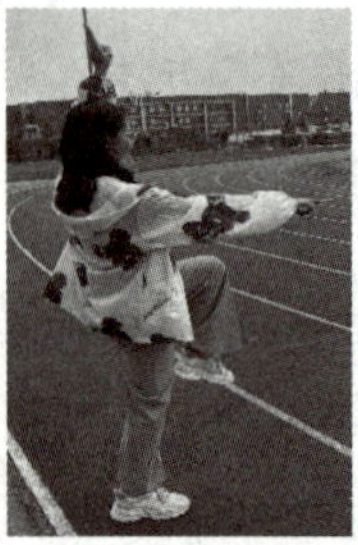

图4-3 单脚站立

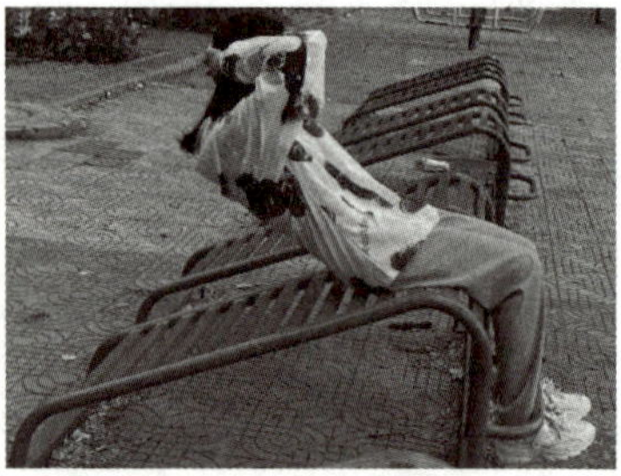

图4-4 仰卧起坐

5. 关节活动

通过进行坐位体前屈等活动，可以有效增强关节的柔韧性和身体的协调性。这些动作不仅有助于改善关节活动，还能提升整体的关节灵活性与稳定性。

（二）中年患者的运动建议

众所周知，痛风是由于体内尿酸水平过高而引发的关节炎症，发作时常常伴随着剧烈的疼痛，并且可能会对患者的身体造成极大的伤害。痛风还能引发或加剧患者的负面情绪，产生如焦虑、抑郁等心理问题，严重影响他们的精神状态和生活品质。值得注意的是，研究人员已经发现，痛风与抑郁症之间存在着复杂的联系。它们之间的相互作用甚至可以形成恶性循环，进一步降低患者的生存质量。当痛风发作时，患者所承受的不仅仅是身体上的疼痛，还有随之而来的心理压力。急性发作期间，患者将经历难以忍受的疼痛，这无疑会对日常工作和生活造成重大影响。长期如此，不仅会加剧患者的心理压力，还会导致心理状态的恶化。因此，对于中年痛风患者而言，恰当的运动方式显得尤为重要。适量的体育活动不仅有助于缓解痛风带来的疼痛，还能促进多巴胺的释放，这种神经递质能调节情绪，使人感到愉悦和满足。但中年患者在选择运动时必须格外小心，应根据自身体质选择适宜强度的运动。例如，一些流行的适合青少年的高强度运动可能对中年痛风患者来说过于激烈，甚至可能会加重病情。针对中年患者的体育锻炼方案应该是渐进而安全的。建议从轻度的有氧运动（如快走、慢跑或骑自行车）开始，这些运动既可以促进血液循环，又不会导致过度疲劳。随着体力的逐步增强，可以逐渐加入力量训练和平衡训练，以提高肌肉力量和关节稳定性。总之，制订一个适合自己的个性化锻炼计划，结合医疗专业人士的建议，将有助于中年患者有效地控制痛风症状，保持良好的生活质量。

对于中年痛风患者的运动选择，建议如下。

1.有氧运动

与青年患者相同，有氧运动对于中年痛风患者来说也是一种理想的锻炼方式。这类运动不仅可以帮助患者燃烧体内多余的脂肪，还能增强心肺功能，提高身体对代谢废物的处理能力。常见的有氧运动包括快步行走、中等强度的慢跑和游泳等。此外，对于中年痛风患者来说，跳一些稍微有节奏感的健身操也是不错的选择。

2.抗阻运动

中年患者可以进行的抗阻运动包括引体向上、使用弹力带和弹力环拉伸等多种形式（图4-5）。

3.平衡运动

与青年患者一样，单脚站立等平衡运动同样也适合于中年痛风患者（图4-6）。

4.关节活动

中年人的柔韧性大多不如青年，因此可以通过进行适度的拉伸来活动，适当增强关节的柔韧性和身体的协调性（图4-7）。

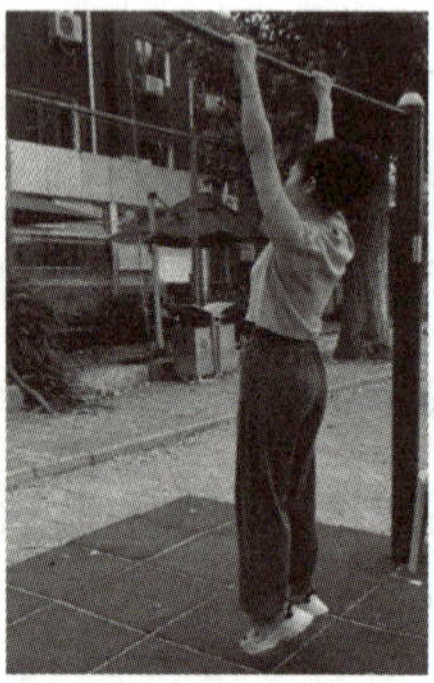

图4-5　引体向上

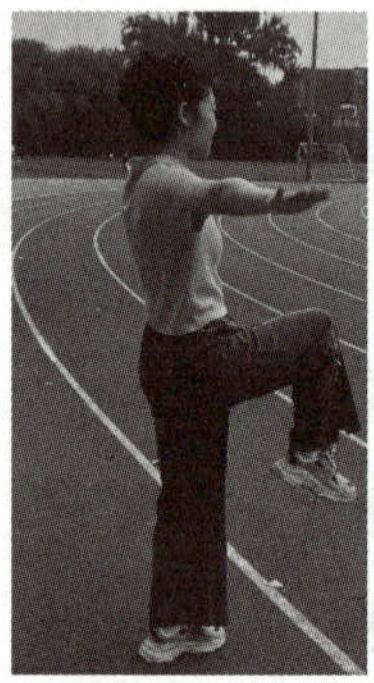

图4-6　平衡运动

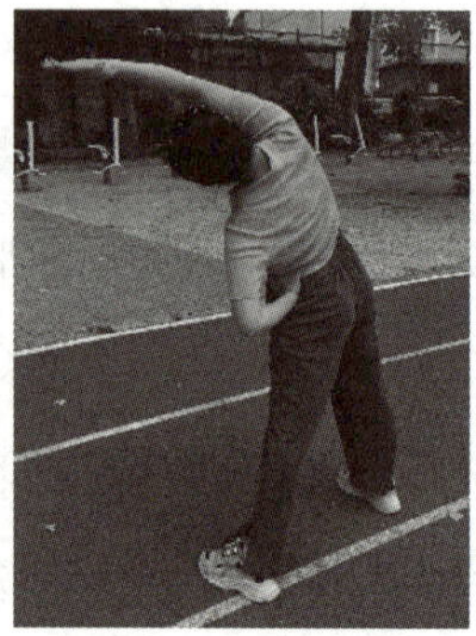

图4-7　拉伸

5.其他运动

打太极拳是较为温和的运动方式，能够帮助增强心肺功能并促进血液循环。骑自行车是一项全身性的运动，不仅可以锻炼腿部肌肉，还能提高耐力和协调性。所有这些运动项目都是理想的锻炼方式，它们各有益处，但重要的是要根据个人的身体状况来调整运动的强度和频率。过快或过猛的锻炼可能会给身体带来不必要的负担，因此建议以循序渐进、持之以恒的态度去尝试这些运动，不要急于求成，以免适得其反。

（三）老年患者的运动建议

老年人身体素质相对较差，而且关节疼痛可能会影响患者的活动能力，所以运动的强度和时间应根据患者具体情况进行调整。应在医生指导下选择适合自己身体情况的运动项目。老年人可以选择自己喜欢并能坚持的运动方式，如散步、打太极拳、打乒乓球等，但应避免剧烈运动如爬山、游泳等。

针对老年痛风患者，运动建议如下。

1.有氧运动

散步对老年患者来讲，是一种很好的有氧运动，可改善心肺功能，防止骨质疏松，降低血压，减轻体重。对于有关节病变的老年人，建议在专业医生指导下选择散步、打太极拳等低强度运动，每天至少30分钟（图4-8，图4-9）。研究发现，散步可以促进血液循环、减轻疼痛。研究显示，每周散步3次以上的人，痛风发作次数较少。最适合老年患者的有氧运动项目还包括舞太极剑、跳广场舞等舒缓轻柔的运动方式。建议痛风患者应该将锻炼计划定为每周3～5次，每次持续约1小时。这样的频率和时长可以确保患者在进行锻炼的同时，不会因为过度劳累而诱发痛风发作，从而保持良好的生活质量。

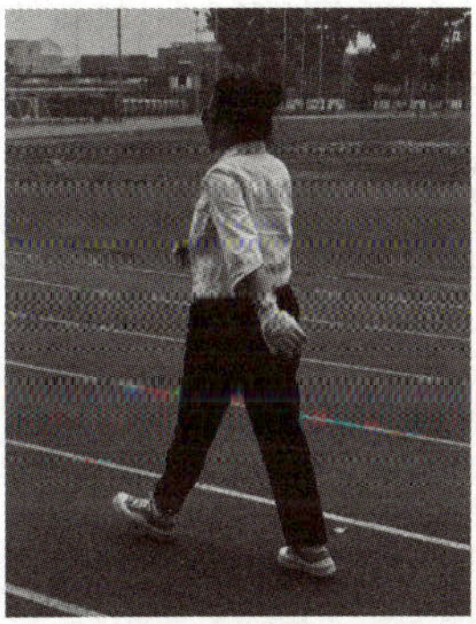

图4-8　散步

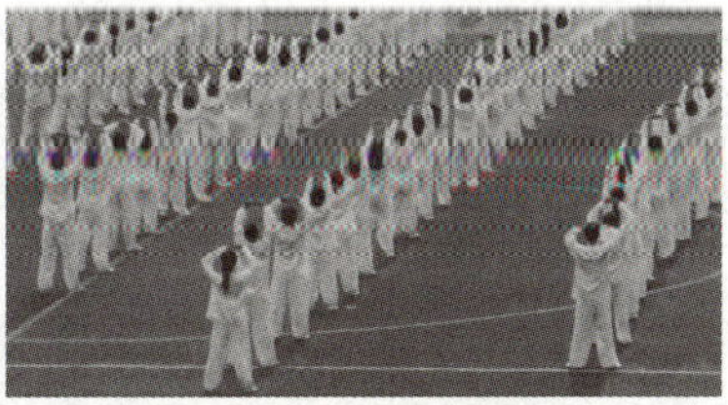

图4-9　打太极拳

2.伸展运动

为了提高肌肉的力量与弹性，老年患者可以通过适当拉伸和放松来缓解紧张的肌肉，从而加速血液的流动。这种方法特别适用于那些经常感到关节发僵或者腿部紧绷不适的人。例如，可以尝试伸展小腿和大腿的肌肉，将腿搭在自身可以承受的高度，压压腿，伸展一下（图4-10）。这样不仅能有效地减少肌肉的紧绷感，还有助于改善血液循环，促进关节健康。需要注意的是，老年人多有骨质疏松，伸展运动时应避免过度牵拉肌肉，以免造成骨折等意外伤害。一定要注意做好热身，避免在高温环境下活动。

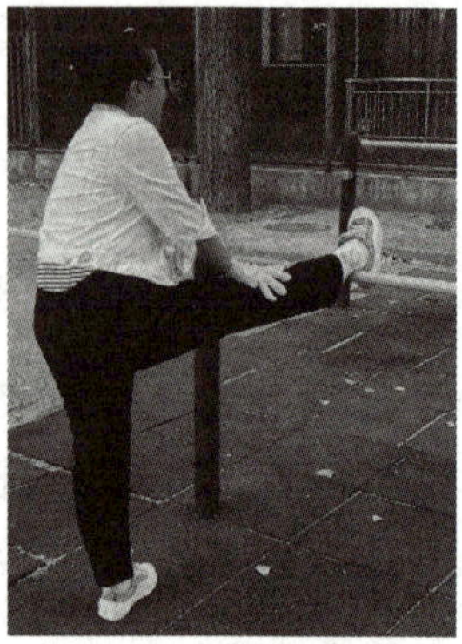

图4-10　伸展运动

3.关节活动

在日常生活中可以做一些简单的关节活动，比如手扶膝盖转圈、活动手腕和脚腕等，避免关节的僵硬。

4.平衡训练

老年人的平衡能力下降，跌倒风险增加。老年人平衡能力的下降可能与其关节老化、肌肉力量下降等有关，在进行有氧运动时应避免其关节负重，尽量避免跑步、游泳、跳绳等剧烈运动。由于老年人平衡能力下降，对下肢的保护减弱，容易导致跌倒。平衡训练的强度可以根据患者自身情况适当增加。平衡训练可以提高患者的灵活性和稳定性，减轻关节疼痛。但需要注意的是，老年人应避免进行负重练习和跳跃练习。

小贴士

给长期卧床（行动受限）患者的建议

在痛风患者中，有一部分是长期卧床的老年人，这部分人群在医院住院期间，医生会根据病情和身体情况给予相应的康复治疗。但是，当他们回到家里后，需要独自面对生活。在家中，他们的活动范围有限，很容易感到沮丧。针对此种情况，可用针灸、按摩治疗。

中医通过针灸、放血、穴位按摩等多种手段，可针对人体不同部位进行针对性治疗，从而起到改善体质、缓解病痛的作用。针灸的原理是通过刺激特定穴位调节身体功能。常用穴位包括井穴及肝经、脾经、胃经上的相关穴位等。例如，刺血阿是穴便是典型应用：它既能疏通局部的气血瘀滞，又具备清热解毒的功效。对于痛风急性发作等急性病症，选取阿是穴实施放血疗法，能有效缓解疼痛、减轻症状。

太冲穴（位于足背侧，在第1跖骨间隙的后方凹陷处）是非常重要的穴位，是肝经的原穴，主要负责疏泄肝气、调畅气机。每日按揉太冲穴10分钟，能够活血行瘀，对维护肝脏健康至关重要。行间穴（位于足背侧，在第1、2趾间，趾蹼缘的后方赤白肉际处）是肝经的荥穴，不仅能够通瘀，而且能泄热，对于热症有一定的缓解作用。内庭穴（位于足背，在第2、3趾间，趾蹼缘后方赤白肉际处）和陷谷穴（位于足背，在第2、3跖骨结合部前方凹陷处）等穴位则具有清热化湿解毒的功效，适用于多种炎症性疾病的辅助治疗。太冲穴、行间穴、内庭穴、陷谷穴的位置见图4-11。

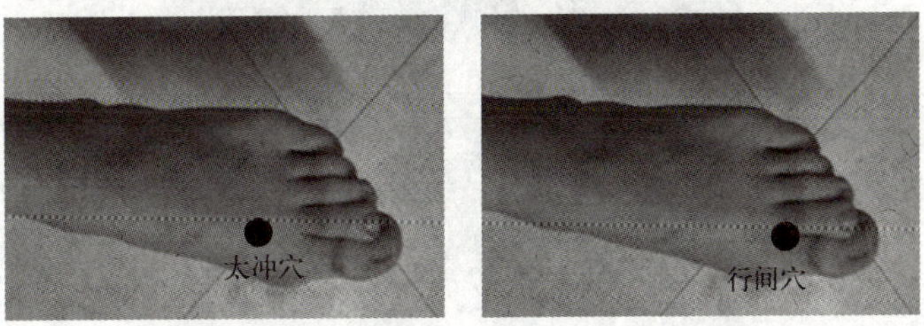

图4-11

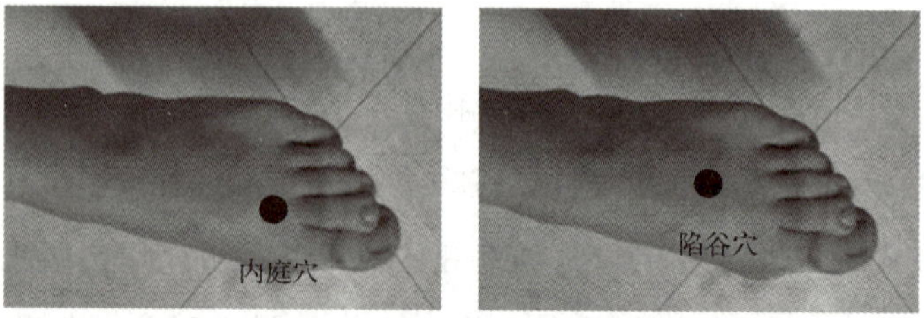

图4-11　太冲穴、行间穴、内庭穴、陷谷穴位置图

足三里穴位于小腿前外侧，犊鼻穴下3寸，距胫骨前缘一横指，按摩此穴能够促进肾脏功能，帮助排除体内多余的尿酸。阴陵泉穴位于小腿内侧，胫骨内侧髁下缘与胫骨内侧之间的凹陷处，按摩此穴可在一定程度上缓解关节疼痛和肿胀。太白穴则是脾经的原穴，位于足内侧缘，第1跖趾关节后下方赤白肉际凹陷处。当脾功能失调时，可能会导致痰湿内聚，进而引发痛风。针灸太白穴具有健脾益气、消食化滞的功效。足三里穴、阴陵泉穴、太白穴位置见图4-12。

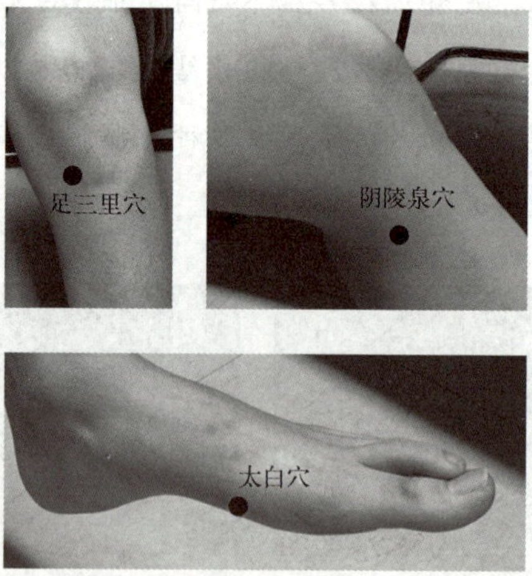

图4-12　足三里穴、阴陵泉穴、太白穴位置图

除了上述穴位外，放血部位的选取也很关键，它们大多与行气活血、通脉止痛有关。

对于老年患者，温针灸命门穴（位于腰部，在后正中线上，第2腰椎棘突下凹陷中）可以改善痛风症状，促进气血流通。命门穴位置见图4-13。

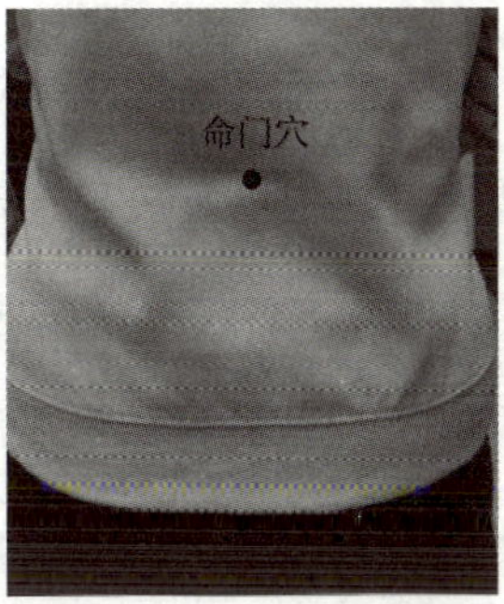

图4-13　命门穴位置图

在按摩穴位时，需注意力度要适中，既不能用力过猛，也不应过于轻柔以免效果不足。

二、患者运动注意事项

痛风患者在选择运动时，应遵循一定的原则和计划。根据2020年发布的《高尿酸血症患者/痛风患者实践指南》的建议，痛风患者每周应进行4～5次，每次至少持续30分钟的有氧运动。患者在开始新的锻炼计划时，应该从较低的运动量和强度做起，以确保身体能够逐渐适应并减少受伤的风险。对于那些超重或肥胖的痛风患者而言，除了在日常饮食中对高嘌呤食物进行严格控制外，更要重视加强体育锻炼。通过规律的运动锻炼来增强心肺功能，提高新陈代谢，从而帮助调节尿酸水平，减轻关节炎症。总之，痛风患者在运动时，应当注重运动的科学性与安全性，循序渐进地增加活动量和强度，配合合理的饮食管理，共同构建一个健康的生活方式。通过这样的综合措施，痛风患者不仅能够有效改善病情，还能提升整体生活质量。

1.合理安排运动时间

在进行运动锻炼时，应注意合理安排运动时间，将其分为三个阶段：准备运动、运动中以及放松运动。这三个阶段的时间分配通常是这样的：准备运动需要5～10分钟，用以提高身体温度和血液循环；运动中则需保持一定强度，持续约30分钟；最后的放松阶段应占据整个运动过程中的剩余时间，以5～10分钟为宜。然而，在进行任何形式的体育活动时，都必须注意身体发出的信号。如果在运动后出现了肌肉酸痛、关节疼痛等不适时，应该立即停止训练，并对身体状况进行适当评估。只有在确保身体完全恢复后，才能继续进行适当的运动。

2.控制运动量

在挑选适合自己的运动方式后，制订一个合理的运动计划是至关重要的。痛风患者可以根据个人喜好和身体状况，选择适合的运动形式，但运动强度需要控制得当。对于大多数人而言，运动时的心率应该保持在120次/分以内，也就是说在稍微出汗的范围内是安全的。但是对于痛风患者，由于他们的体质可能与常人有所不同，所以运动强度的判断标准也应有所调整。一般而言，如果痛风患者心率在110～120次/分之间，那么这个运动量就算是中等强度的；如果心率上升到了150次/分以上，那么这就属于剧烈的运动强度了。

痛风患者在进行运动时应该遵循循序渐进的原则。开始时，应该从低强度入手，逐渐增加自己的运动量和持续时间。这样做不仅有助于身体逐步适应运动的节奏，而且能够降低运动带来的风险。同时，痛风患者还应该避免突然进行高强度的运动或者大量体力负荷的劳动，因为这可能会给已经脆弱的关节造成额外的负担。

此外，痛风患者在运动过程中还需要特别注意补充水分。因为在运动时身体会大量出汗，如果不及时补充水分，就容易导致脱水，从而影响到痛风的病情。因此，建议痛风患者每天至少要喝2000mL的水，以保证身体得到充分的水分补充。

最后，痛风患者在进行运动时还应注意劳逸结合。过度的劳累或长时间的剧烈运动都可能会对患者的身体免疫力造成负面影响，进而加重痛风的症状。而且，过度劳累还可能会导致身体产生大量乳酸，这些乳酸在体内积累，不仅会使患者感到全身酸软无力，还会引起疲劳症状，增加痛风发作的可能性。

3.遵循医生建议

在当今社会，随着人们生活节奏的加快和体育锻炼意识的提高，越来越多的人开始加入到运动的行列中。然而，痛风患者作为特殊群体，其运动计划需慎之又慎，不可盲目追求运动强度而忽视了自身的健康状况。在进行体育活动之前，患者应仔细聆听医生的指导意见，切勿轻易增加运动的强度或频率，以免造成不必要的身体负担。如果在运动中感到关节肿胀疼痛等，建议患者立刻停止一切运动，并尽快就医。医生会根据患者的病情和检查结果给出专业的建议，患者需要严格按照医生的指导进行治疗。对于任何运动后的身体反应都不能掉以轻心，应重视可能出现的警示信号，否则会对身体造成不必要的伤害。总之，痛风患者在参与体育运动时，务必要以科学、理性的态度对待自己的健康问题，不可因一时的冲动或盲目追求运动量而忽略了医生的建议。每一个细微的身体变化都可能是健康警报，应予以足够重视。

在面对痛风的挑战时，患者除了需要积极地对抗原发病——痛风本身之外，更应有意识地预防可能与之并存的其他疾病，这些合并症可能会对痛风的治疗产生不利影响。例如，某些痛风患者可能会合并高脂血症、糖尿病或高血压等其他慢性疾病，而这些慢性疾病的治疗和管理往往需要长期且复杂的身体调节，它们很可能会干扰痛风治疗的效果和进程。因此，患者在开始任何形式的运动前，都应该谨慎考虑并咨询专业医生的建议，确保自己的健康状况适合参与运动。此外，如果患者同时合并高血压或者糖尿病等相关疾病，也就意味着他们在运动时需要格外小心，因为这些情况都可能增加运动时受伤的风险。为了确保运动的安全性，痛风患者在进行运动锻炼之前，建议进行全面而深入的身体状况评估。这包括但不限于：是否有心脏病、高血压、冠心病等心脏疾病；是否有骨质疏松或过往骨折史；是否有血液系统疾病、肝脏或肾脏疾病的病史；关节损伤的具体情况等。只有充分了解了自己的身体状况，才能为自己制订出一个既安全又有效的运动方案。

4.确保运动安全

为了防止运动过程中出现意外伤害，痛风患者必须做好充分的准备活动。这不仅包括避免肌肉拉伤或关节扭伤的风险，还包括通过特定的热身活动，如压腿、压腰等方式来增强肌肉和关节的灵活性和耐力。这些热身活动可以帮助降低由于剧烈运动而引发的损伤风险。然而，即便做好了所有预防措施，在进行高强度的运动活动中也绝不能掉以轻心。穿着合适的运动鞋和衣物、保持适当的休息、避免长时间过度疲劳以及避免受凉，这些都是保证运动安全不可或缺的要素。在运动过程中，患者必须学会量力而行，切勿盲目追求高强度运动而不顾自身的实际情况。当感觉到运动强度超出身体承受范围时，应立即暂停运动并给予自己足够的休息时间。如果在运动过程中出现了任何不适，比如头晕、胸闷或肌肉疼痛等症状，应当立刻停止当前的运动项目，并及时寻求医疗帮助。对于已经形成的伤口或皮肤感染，更是不能忽视，应该立即就医接受专业的治疗。

总之，对于痛风患者而言，选择合适的运动方式是非常重要的。患者应当根据自身的健康状况、生活习惯以及医生的建议，选择最适合自己的运动方式，这样才能在享受体育活动带来的乐趣的同时，确保自己的健康得到保障。

5.考虑个体差异性

痛风患者在考虑进行健身运动时，切勿急于求成或盲目跟风。应该充分评估自身的健康状况和疾病程度，以确保选择的运动类型既能促进身体康复，又不会加重病情。这就要求患者制订出个性化的健身计划。痛风患者在决定是否能够开始运动前，应先对自己的关节功能、疼痛程度以及日常活动能力进行详细的自我评估。如果发现关节已经有损伤，或者感到关节剧烈疼痛，那么剧烈的运动项目就应该被排除在外。此时，可以从一些较为轻松的运动开始，比如游泳，它不仅能够帮助控制体重，还能舒缓肌肉，减少关节压力。散步也是一种非常好的选择，它能够增强心肺功能，同时对于保持良好的心理状态也有积极作用。瑜伽则是另一种适合痛风患者的有氧运动，它通过拉伸和平衡练习来增强肌肉力量，提高关节灵活性，同时也有助于减轻关节的负担。

总之，痛风患者在决定开始任何形式的健身运动之前，必须综合考量自己的健康状态，并与医生或康复师沟通，以确保所选运动不会带来不必要的风险。通过这种方式，痛风患者不仅能够享受到运动带来的益处，还能最大限度地减少对关节造成额外压力的风险，从而更好地管理和控制疾病。

第四节　中西医并重治疗痛风及其并发症

一、中西医结合治疗痛风

痛风，这种关节和肌肉疼痛的病症，并非不治之症。中医讲究调理内在脏腑的失衡，对于痛风的治疗同样有着独到的见解。痛风之所以发生，往往是由于脏腑功能的失调，体内痰瘀不畅，阻滞了气血的正常流动，进而导致关节、肌肉乃至骨骼等的不适。从这个角度来看，痛风的病因，归根结底，与肾脏功能密切相关。肾脏作为先天之本，它不仅负责调节人体的代谢过程，还负责控制水液的排泄。因此，当肾气虚弱时，人体就无法实现其应有的功能，这就导致了气化失常。而气化失常，反过来又会引发脾胃功能的失常，影响食物的消化与吸收。在这种情况下，患者往往需要依靠肥腻、甘甜、厚味的食物来补益身体。然而，长期食用这些刺激性的食物，容易导致痰湿内生，体内的毒素无法及时排出体外，最终积聚于血液之中，形成血瘀。血瘀是痛风反复发作和病程延长的主要因素之一。

中医学，作为一门古老而深邃的医学体系，其理论博大精深、源远流长。其中，辨证论治的核心思想贯穿于治疗痛风这类疾病的全过程。在面对痛风的挑战时，中医强调根据患者的具体症状、体质特征以及病情发展的不同阶段，采用个性化的治疗策略。这意味着每位患者都应接受与之病情相匹配的治疗方法。在痛风的急性发作期，患者的关节会出现红肿热痛等典型症状，痛感可能剧烈到让人无法忍受，甚至在寒冷或受热环境下，痛感加剧，使患者痛不欲生。此外，患者还可能出现尿液发黄或赤色，舌质鲜红且苔黄厚，脉象呈现弦滑等现象，这些都是湿热毒蕴所致的典型反应。因此，针对这种急性症状，治疗上应当首选清热解毒的药物来消除体内的湿热，缓解疼痛。例如，四妙汤（《成方便读》）作为传统中药方剂，常被推荐用于痛风急性期的治疗。但是，由于每个人的体质和病情不尽相同，因此医生会根据个人情况对四妙汤进行适当的加味处理。传统的四妙汤主要由苍术、黄柏、牛膝和薏苡仁组成（图4-14），其中苍术所含的挥发油成分，如苍术醇、苍术酮等，具有抗菌、抗炎等作用，对于改善胃肠道功能、增强免疫力有着显著

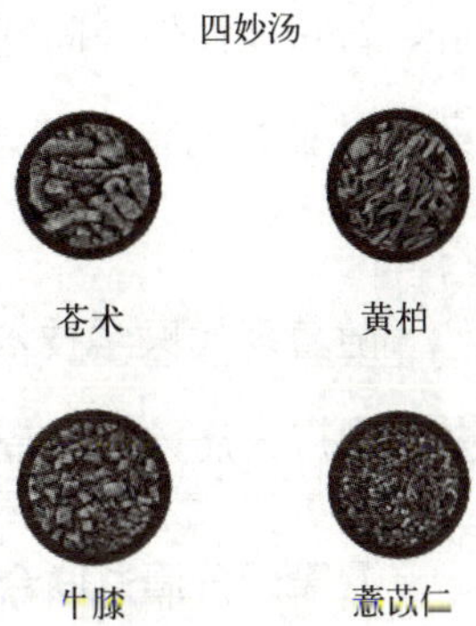

图4-14　四妙汤组方

的效果。黄柏中的黄柏碱，具有抗菌和抗炎作用，在改善炎症性疾病方面非常有效。牛膝中主要含有多种生物碱、木犀草素-7-葡萄糖苷等黄酮类化合物以及多种微量元素等活性成分，具有抗炎、镇痛等多种作用，其中的生物碱如牛膝苷元等具有解痉止痛的作用，其中的黄酮类化合物如槲皮素、山柰酚等则有抗炎的功效。薏苡仁中的活性成分主要包括薏苡多糖、酸性多糖、薏苡素、酚类、多种不饱和脂肪酸及多种氨基酸等，可以降血脂、清热利尿、预防癌症的发生等。

在此基础上，还需结合现代中医药的药理研究新进展，选取具有降低尿酸功效的中药药材，如玉米须、车前草、金钱草和菊苣等。通过合理运用这些中药，可以达到更好的疗效，帮助患者控制病情，减少痛风的复发机会。

总之，中医的辨证施治强调了个体化治疗方案的重要性，旨在为每位患者量身定制最适合其自身病情的治疗策略，从而提高治疗效果，使患者能够在病情得到有效控制的同时，保持生活质量。

目前，治疗痛风的药物大多是通过抑制体内的炎症反应和调节尿酸水平来缓解症状，虽然在一定程度上能够改善病情，但它们往往伴随着副作用，如消化不良、头痛、皮疹等，有时还可能导致肝脏或肾脏的损伤，对患者的生活质量产生负面影响。因此，寻找既能有效控制病情又相对安全的治疗手段成为了临床医生和患者共同关注的焦点。

在临床实践中，中西医结合的治疗方式已被证明是一种行之有效的治疗策略。通过将中医的辨证论治与西医的精确诊断相结合，可以实现优势叠加、优势互补的效果。例如，在降尿酸方面，西药如别嘌醇、非布司他、苯溴马隆等是常用的治疗药物。然而，由于这些药物可能引起胃肠不适、过敏反应，甚至肝、肾功能损伤等问题，患者很难持续使用并保持耐受。在这种情况下，中医药以其独特的治疗理念和方法，可以为痛风患者提供更为温和、持久的治疗方案。

随着现代医学技术的不断发展，中西医之间的交流与合作将会更加深入，从而为广大痛风患者带来更多的希望和选择。

1. 萆薢分清丸联合别嘌醇

有专家提出了传统中药萆薢分清丸（《杨氏家藏方》卷九）和西药别嘌醇联合治疗的方法。在这种治疗模式下，不仅能显著改善患者的血尿酸水平，而且在观察期间未发现任何明显副作用。萆薢分清丸组方见图4-15。粉萆薢中含有丰富的黄酮类、萜类、酚酸类等活性成分，这些成分具有良好的抗菌、抗炎等作用；石菖蒲的主要活性成分为β-细辛醚、α-细辛醚，具有解痉的作用；甘草中的有效成分主要是黄酮类成分、三萜皂苷及三萜苷元类成分，具有缓急止痛的功效；乌药中含有多种香豆素，具有抗菌抗炎的功效；盐益智仁中含有的益智酮甲、白杨素等具抗菌作用。

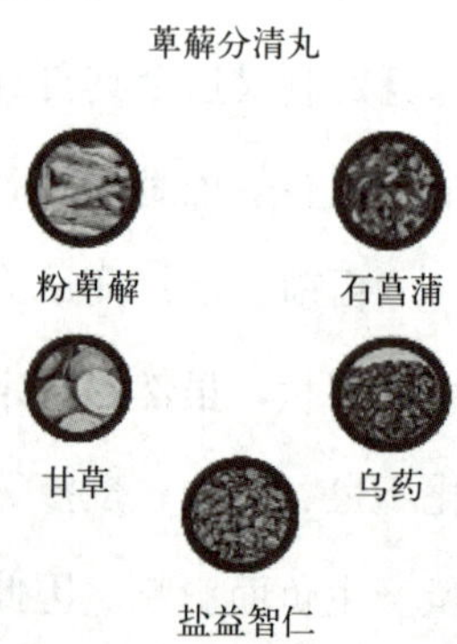

图4-15 萆薢分清丸组方

2. 土茯苓萆薢汤联合秋水仙碱

研究人员发现，在治疗痛风方面，与秋水仙碱单独应用相比，与土茯苓萆薢汤联合使用，有独特优势。土茯苓萆薢汤有调节尿酸代谢、缓解炎症等作用。

3. 加味桂枝附子汤联合依托考昔

加味桂枝附子汤与依托考昔的联合使用可以明显降低血尿酸水平、肌酐含量、红细胞沉降率以及减少炎性因子的产生。加味桂枝附子汤组方见图4-16。

桂枝的挥发油所含的桂皮醛，是桂枝的主要有效成分，也是发挥抗菌作用的主要活性成分；乌头类生物碱是制附子的主要成分之一，具有镇痛、抗炎等作用；土茯苓中富含的黄酮类会与多糖类物质发生化学结合反应，生成相应的苷，还有少部分则会以苷元的形式存在于植物体中，其中落新妇苷为土茯苓中最常见的活性成分，可以用于缓解炎症疼痛；千斤拔具有清热解毒的功效；苏木的主要活性成分是苏木酸和苏木醛，有治疗瘀滞肿痛的作用；海桐皮含有丰富的黄酮类物质，具有明显的抗氧化和抗炎作用；延胡索中的主要活性成分是延胡索碱，具有镇静、镇痛和消炎作用；细辛的挥发油能够抑制多种炎症因子，具有抗炎镇痛的作用；炙麻黄中含有麻黄碱，具有利水消肿等功效；蚕沙提取物含有多种活性成分，如生物碱、黄酮类等，具有一定的镇静作用；萆薢具有利湿去浊、祛风除痹的功效，常用于治疗膏淋、白浊、风湿痹痛、关节不利、腰膝疼痛等病症；甘草具有补脾益气、清热解毒、祛痰止咳、缓急止痛、调和诸药的功效，常用于脾胃虚弱、倦怠乏力、心悸气短、咳嗽痰多、脘腹及四肢挛急疼痛等症，且多作为佐使药调和方剂药性。

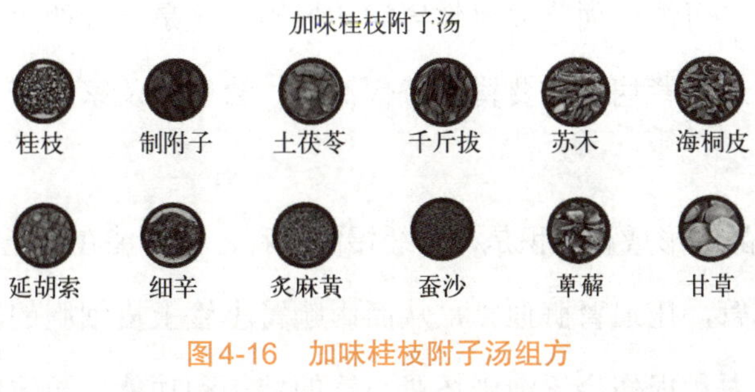

图4-16　加味桂枝附子汤组方

综上所述，无论是从中医的传统理论还是现代医学的临床实践来看，中西医结合治疗痛风和高尿酸血症都展现出了广阔的前景和巨大的潜力。这些研究不仅丰富了我们对疾病治疗的理解，也为患者带来了新的希望和选择。未来的研究需要更深入地探索中西医结合的最佳剂量、疗程以及个体化治疗策略，以期为高尿酸血症和痛风患者提供更加精准、高效且安全的治疗方案。

二、中西医结合治疗痛风并发症

（一）肾脏病变

痛风与肾脏疾病的联系颇为密切，尤其是当病情发展到一定阶段时。在早期阶段，患者可能会经历夜尿增加和小便异常等症状，这些现象往往不被重视，但随着时间的推移，它们将成为临床上诊断和治疗的重要线索。患者在这一时期还可能感受到轻度的腹痛或腰痛，这些症状虽然轻微，但对于早期发现和干预至关重要。在对痛风引起的肾脏病变进行治疗时，通常采用在饮食治疗的基础上联合药物疗法。这些药物包括促尿酸排泄剂、尿酸生成抑制剂以及炎症抑制剂等，它们的作用机制各有侧重，旨在控制血尿酸水平、减少炎症反应，有助于对尿酸的排泄。然而，即便血尿酸水平得以恢复正常，尿蛋白排出量的异常仍然存在，这提示着潜在的肾脏损伤。如果这种情况未能得到及时有效的处理，患者可能会面临痛风性肾病的风险，这是一种严重的慢性疾病状态，发展至终末期肾病，需要肾脏替代治疗，给患者及家属带来沉重的经济负担。

尿酸盐结晶的形成和沉积是一个缓慢的过程，它可能在毫无临床征兆的情况下堵塞肾小管，压迫肾脏血管，从而影响肾小管上皮细胞的功能。长期以来，这样的压力和损伤会逐渐破坏肾小管的结构和功能，导致肾小管缺血萎缩、坏死，肾间质纤维化，最终导致肾功能衰竭。一旦肾功能衰竭，无法有效地排出体内的肌酐、尿酸和尿素等废物，这些物质在体内累积将进一步加重肾脏负担，从而加速病情的恶化。

因此，了解痛风与肾脏病变之间的关系，及时采取相应的治疗措施，对于改善患者的预后至关重要。通过早期识别和积极治疗，可以显著降低痛风性肾病的发生率和死亡率。然而，鉴于痛风的复杂性和严重性，患者在面对相关症状时，应当寻求专业医生的指导和帮助，以制订个性化的治疗方案，避免病情的恶化。

结合中西医治疗手段对于痛风性肾脏病变的疗效是非常显著的。这种综合治疗方法不仅具有很高的效率，而且还能够提供更为全面的疾病管理方案。

1.五仁润肠加味汤

五仁润肠加味汤是一种中医方剂，它专门针对那些同时伴有慢性肾功能不全症状的痛风性肾脏病变患者。五仁润肠加味汤组方见图4-17。甘草具有补脾益气、清热解毒、祛痰止咳、缓急止痛、调和诸药的功效；葶苈子的主要活性成分包括黄酮类化合物等，具有抗菌抗炎的特性；桃仁的药用部分主要是其种子，其中含丰富的脂肪、蛋白质、维生素E等营养成分；肉苁蓉中的活性成分，具有抗炎、抗过敏、抗病毒等药理作用；党参中含有多糖、总皂苷等活性成分，具有抗炎的功效；牛蒡子能够清热解毒，此外牛蒡子还有利尿作用，能够促进尿液的排泄，有助于排出体内的代谢废物；栀子作为一味历史悠久的中药，具有利尿解毒、抗炎、镇静止痛等功效；枳实中的总黄酮提取物具有良好的抗炎功效；三萜皂苷是瓜蒌的主要有效成分，具有抗炎抗菌等多种药理活性。通过临床试验验证，五仁润肠加味汤在减轻患者的肾脏损伤方面显示出了明显的临床效果，有助于改善并恢复患者的肾功能。

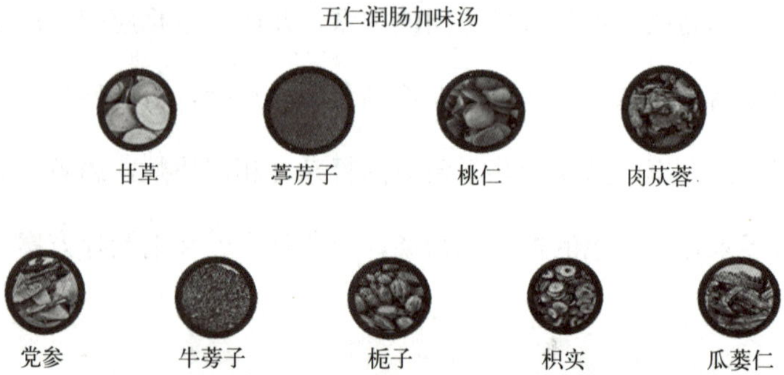

图4-17　五仁润肠加味汤组方

2.散结通络益肾泄浊法联合别嘌醇

散结通络益肾泄浊法是中医临床上针对某些特定疾病（如痛风、慢性肾病等因湿浊瘀阻、脾肾亏虚所致疾病）的一种综合治疗方法，通过散结化瘀、疏通经络、补益肾脏、排泄湿浊等作用，调理脏腑功能、改善气血运行，以达到治疗目的，是中医辨证论治思想指导下的个性化治法之一。将其与西药别嘌醇联用，可有效地缓解炎症损伤，增强机体的免疫功能，显著改善临床症状，并且促进肾功能的恢复。值得注意的是，这种治疗方式在安全性上表现良好，患者的接受度高。

3.痹宁汤联合依托考昔

痹宁汤与依托考昔的联合使用在治疗痛风性肾病方面也显示出了其独特的优势。痹宁汤组方见图4-18。山慈菇在中医中被认为具有散结的作用，可以用来减轻肿块、结节等症状，富含多种生物活性成分，如多糖、蛋白质、维生素和矿物质，有助于减少炎症和感染引起的毒性物质对机体的损害；土茯苓的主要有效成分包括甾体皂苷类、黄酮类、酚酸类、多糖、淀粉、氨基酸及多种微量元素等，具有抗菌抗炎、利尿、镇痛和保护心肌等多种药理作用；忍冬藤的有效成分主要有忍冬藤酚、异忍冬藤酚苷等，具有抗炎、镇痛、抗风湿等作用，可以用于治疗急性关节炎、风湿性关节炎等疾病；威灵仙富含多种活性成分，包括挥发油、黄酮类物质、氨基酸等，具有抗炎等多种生物活性；秦艽中特有的秦艽碱甲是抗炎的主要活性成分；川芎中的川芎嗪属于吡嗪生物碱类，具有行气活血、祛风止痛的效果；苯乙醇苷类和木脂素类是连翘的主要化学成分，具有抗炎的作用。这种联合疗法能显著提高治疗效果，有效遏制炎症水平，减少肾脏损害，并减轻由痛风引起的疼痛。

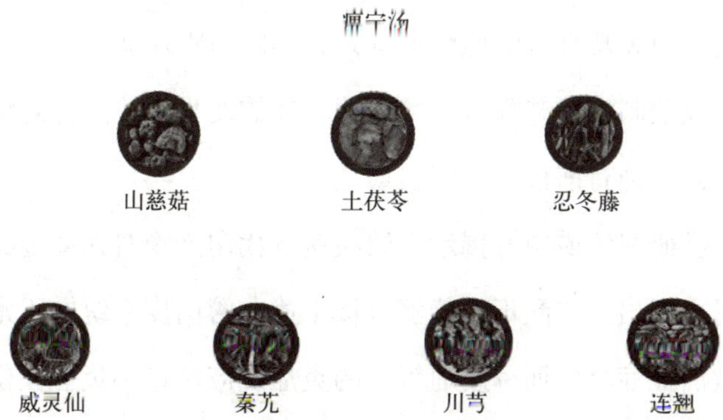

图4-18　痹宁汤组方

综上所述，通过中西医结合的治疗策略，可以为痛风性肾脏病变患者提供一套有效、安全且经济的治疗方案。这种综合治疗模式不仅体现了中医药的特色和优势，也展现了现代医学对于复杂病症的理解和处理能力。

（二）心脑血管疾病

痛风是一种严重影响生活质量的全身性疾病，它不仅对患者的关节造成持续而剧烈的疼痛，还可能导致一系列的健康问题。在这些并发症中，心脑血管疾病尤其令人担忧，因为痛风与高血压和血脂异常之间存在密切的关联，这些都是心脑血管疾病的重要风险因素。此外，随着医学研究的不断深入，人们逐渐认识到高尿酸血症作为一个独立的危险因素，对于心脑血管疾病的发展起着不容忽视的作用。

最新的研究结果显示，痛风患者相比于无痛风史的患者，患冠心病的风险显著升高。而且，那些没有接受过专门降尿酸治疗的患者，患上冠心病的概率显著高于那些已经接受了降尿酸治疗的患者。这一发现无疑为痛风的治疗提供了新的视角——通过降低尿酸水平来预防或减少心脑血管疾病的发生。然而，尽管这种治疗策略具有潜在的积极效果，目前关于其实际应用效果的研究成果仍然相对有限。痛风及高尿酸血症被认为是心脑血管疾病发生的一个重要危险因素，为了有效控制病情并降低心脑血管事件的发生风险，针对痛风患者的降尿酸治疗被视为一种有前景的治疗选项。

在现代医学研究领域中，揭示了尿酸这一代谢产物对人体健康所造成的多方面影响。研究指出，尿酸不仅能够直接干扰血管内皮系统的正常功能，而且还可以通过激活炎症小体而诱发血管内的炎症反应，这种炎性损伤会进一步加重血管的病变。此外，尿酸还能通过参与糖脂代谢，促进内皮细胞脂质的异常分布，这些变化在动脉粥样硬化的发展过程中起着推波助澜的作用。更为重要的是，尿酸与心肌细胞的病理生理过程紧密相关，它参与了心脏疾病的发生机制。当血液中的趋化因子诱导单核细胞向心脏组织迁移时，易引发心肌损伤，从而导致心脏疾病的发生和恶化。

为了提高高尿酸血症患者的生活质量，中医体质的辨识显得尤为关键。中医认为不同体质类型的人群具有不同的生理特点和疾病倾向，通过膏方、饮食以及运动指导等方法，可以有效地进行疾病的预防和早期干预。对于痰湿质、血瘀质的人群来说，这种预防性的措施尤为重要，因为这两种体质往往更容易遭受疾病的侵袭。通过体质辨识，医生可以为患者提供个性化的医疗建议，使其在未发病前就能得到妥善的照顾，以避免病情恶化。这一发现无疑为临床上如何有效管理高尿酸血症患者提供了新的理论基础和实践指导。

（三）代谢综合征

代谢综合征，这种广泛被医学界所关注的疾病状态，它将多种代谢紊乱现象结合在一起。肥胖是其典型特征之一，通常伴随着脂肪堆积于腹部和身体其他部位，导致患者身材臃肿；高血压则是由于血液对血管壁施加了过多压力，若血压持续控制不佳，可能引起脑卒中、脑出血等严重后果；血脂异常则表现为胆固醇、甘油三酯水平过高，这些都是动脉粥样硬化的危险因素；而糖代谢异常则指血糖控制不佳，糖尿病等问题的发生概率增加。尤其值得注意的是，痛风患者中，代谢综合征的患病率比普通人群显著增高。

当痛风与代谢综合征并存时，治疗难度显著增加：一方面，这些疾病相互影响、互为因果，导致病情难以有效控制；另一方面，它们的协同作用会大幅提升患者不良预后的风险。例如，糖尿病患者若合并肾功能损伤，不仅更易出现肾功能持续恶化并进展至终末期肾病，心脑血管并发症的发生风险也会显著增高，这不仅严重影响预后，还需长期医疗护理与管理，加重患者的经济负担。再如，高血压患者在药物治疗中可能面临更多副作用，如低血压引发的头晕等。因此，对痛风患者而言，有效预防和治疗代谢综合征，能显著降低相关并发症风险，进而提高生活质量。

在当前的医学实践中，代谢综合征的治疗理念已发生显著转变。过去，医生可能仅将其当作高血糖问题来处理；而现在，治疗重心更多放在控制胰岛素抵抗以及提前预防潜在并发症上。在新的诊疗框架下，调整生活方式成为核心措施，具体包括均衡饮食、适度运动、缓解压力等；同时，医生会结合患者个体情况，针对性地采取降压、降糖、降脂、抗炎等干预手段，以实现最优治疗效果。

在中医领域，对代谢综合征的治疗则更加强调整体性原则，并从肝脾肾三脏的功能失调入手，进行综合调理。通常从痰湿血瘀的角度出发，采取健脾、疏肝、补肾、化湿、化痰、活血等多种手段来进行治疗。其中，半夏泻心汤、大柴胡汤、柴胡疏肝散、归脾汤、金匮肾气丸等方剂常被用于治疗代谢综合征，这些方剂往往具有调整机体内部环境、促进血液循环、改善脏腑功能等多重作用。

总的来说，现代医学界在治疗代谢综合征方面正不断探索和创新，力求寻找更为有效、安全的治疗方案。同时，中医学的独特视角也为治疗提供了另一种有价值的补充。

第五节　康复后的自我管理

一、体重健康管理

肥胖，这一普遍现象在现代社会中愈发成为一种不容忽视的健康威胁，它不仅是造成身体形态不佳的外在表现，更是许多慢性健康疾病如痛风的重要诱因。随着生活方式的改变和饮食习惯的多样化，越来越多的人面临着体重超标的问题，而这种状态与痛风之间存在着复杂的因果关系。科学研究揭示了肥胖与痛风之间的密切联系。超重或肥胖不仅会加速痛风性关节炎的发生，而且往往使得患者血液中尿酸水平迅速上升，从而促进痛风石的形成。痛风石是一种由尿酸盐结晶沉积在关节及其周围组织中形成的硬质结节或斑块，可以导致关节功能障碍、疼痛加剧甚至活动能力丧失。更为糟糕的是，当痛风石长期积累并积聚大量尿酸时，它们可能最终演变成慢性痛风石，这将极大地影响患者的日常生活质量，增加心理和生理负担。

除此之外，代谢综合征，一个涵盖了多种代谢异常症状的综合病症也与痛风有着不解之缘。肥胖是代谢综合征的关键要素之一，它强化了代谢失衡与痛风之间的相互作用。在肥胖状态下，脂肪细胞数量增加、胰岛素抵抗和血糖水平的升高，都是痛风风险提高的重要因素。因此，控制肥胖对于预防和治疗痛风来说至关重要。通过合理饮食、适度运动和药物治疗等手段，可以有效降低体内尿酸浓度，减少痛风石的形成，并从根本上改善痛风患者的整体健康状况。对于痛风这一慢性疾病而言，积极控制体重无疑是一种有力的干预措施。通过减少体内脂肪含量，降低血尿酸水平，减少痛风石的形成，改善机体整体代谢状况，帮助痛风患者走上康复之路。

鉴于当前痛风发病率的不断攀升，以及其对患者日常生活造成的严重影响，众多学者开始将目光聚焦于体重管理这一关键领域。他们认为，通过科学合理地调整饮食结构，保持健康的生活方式，包括定期进行体育锻炼，甚至在必要时刻辅以药物治疗，可以有效地降低尿酸水平，从而控制痛风的发展，减轻患者的疼痛症状，并显著提升他们的生活质量。随着公众对痛风和肥胖之间关系的深入了解，社会大众对于如何管理体重以辅助痛风治疗的认识也在逐步加深。人们现在认识到，体重的管理实际上是一种全面的健康管理策略，它不仅涉及减少体内脂肪含量，还包括了通过增加体力活动、改善饮食习惯等方式来预防痛风的发生。因此，体重管理已被视为一种综合防治措施，成为了痛风患者生活中不可或缺的重要组成部分。

二、心理调适巩固

最新的调查研究表明，痛风性关节炎患者普遍面临着不同程度的焦虑与抑郁问题。这种现象的出现主要归咎于患者对于自身疾病的认识不足，这导致他们对所患疾病产生过度的恐惧和不安。实际上，心理状态与疾病症状之间存在着复杂的相互作用关系。当患者保持一种积极向上、乐观的心态时，不仅有助于疾病的有效治疗，而且对于疾病的康复过程也具有极大的促进作用。此外，在积极面对疾病的过程中，患者的治疗信心往往会得到提升，治疗依从性也会相应增强。

更进一步地说，将延续护理和心理指导相互结合运用到痛风性关节炎患者中，可以产生互补效应和协同效果。这两种方法的综合应用能够为患者提供更为全面的支持和帮助，从而取得更佳的治疗成效。痛风性关节炎作为一种慢性疾病，其特点包括易反复发作、疼痛剧烈、活动能力受限等，这些都给患者的身心带来极大的折磨。不仅加剧了患者的负面情绪，也降低了他们的生活质量。在住院期间，由于有护理人员的监督和指导，患者的恢复效果通常较为理想。然而，患者住院治疗的时间是有限的，大部分的康复过程是在院外完成的，因此，对于患者出院后的护理工作（即延续护理），必须给予足够的重视。这不仅是因为出院患者在治疗结束后需要面对一个全新的护理环境和日常生活挑战，更重要的是，它直接关系到患者能否维持长期治疗的耐力，并能否顺利地重新融入社会生活，继续他们的康复之旅。

在现今社会中，痛风患者的情况不容乐观。他们普遍对自己所患疾病缺乏充分的认识，常常误以为疼痛的消失即代表病情得到缓解，而忽略了疾病的严重性和可能带来的终身性影响。这种错误的认知不仅削弱了他们对痛风症状的重视程度，而且也影响到他们对于自身心理状况、饮食习惯等生活方式的理解与调整。因此，部分痛风患者表现出较差的遵医行为，自我管理能力低下，这些因素共同作用，往往导致病情的加重，从而进一步影响到患者的身心健康。

痛风作为一种慢性代谢性疾病，具有终身性和复发性的特点。这种疾病的特性让许多患者面临焦虑、抑郁等负面情绪的困扰。由于担心复发，患者可能会采取回避或屈服于疾病的态度，这样的行为模式无疑会降低他们应对挑战的主动性和积极性。因此，患者的自我管理行为水平不够高，反过来又加剧了他们对疾病的恐惧感和无助感，形成一个恶性循环。为了改变这一现状，护理人员应当更加关注患者的心理健康状况。需要根据患者的个人情况，及时地给予心理疏导，帮助患者处理不良情绪，引导他们正确面对疾病，并通过积极的沟通和支持，提高患者的自我管理行为水平。此外，患者应主动学习关于痛风治疗和日常生活管理的知识，提高健康意识，采取健康的生活方式，以更好地控制和管理自己的疾病。

在追求健康的征途上，患者需进行自我监督与自我管理。只有通过这种方式，才能显著降低复发的可能性，并有效提升生活质量。积极主动地进行自我调理，不仅可以减轻患者心理上的负担和生理上的压力，还能让他们的生活变得更加平静和自在。

二、健康指标追踪

痛风的治疗与管理，是一个长期而系统的过程。定期复查和随访对于维持患者健康状态、防止疾病复发具有至关重要的作用。然而，现实情况是，许多痛风患者在出院后并没有得到足够的复查和随访机会。这种状况不仅不利于患者的病情控制和生活质量的提高，也可能导致病情的反复发作。在当前的医疗环境中，尽管多数医院已经认识到随访工作的重要性，但实际执行情况却不尽如人意。一些医院为了提高效率，减少人力资源的消耗，往往会忽略这一环节。因此，为了保证痛风患者能够在治疗后继续遵循医嘱，通过电话、微信或其他便捷方式进行定期随访是非常必要的。这样做可以确保患者在任何时候都能得到及时的医学指导和建议。

值得注意的是，青年痛风患者因自身生理特点（如基础疾病较少），治疗依从性通常较差。他们更易酗酒、受高嘌呤及高蛋白饮食的诱惑，这类习惯无疑会增加痛风发作风险。此外，年轻人面对疾病时往往缺乏足够的自我管理能力，这使得他们更易陷入痛风频繁发作的恶性循环中。鉴于此，需加强对青年痛风患者的规范化治疗及生活习惯教育：鼓励他们培养健康的生活方式，包括限制酒精摄入、避免高嘌呤与高蛋白食物，同时规律生活节奏，保证充足休息与适量体育锻炼。这些措施能显著降低痛风发作频率，减轻患者身心负担。针对青年患者，复查与随访强度也应相应提升。除常规门诊检查外，可安排更灵活多样的随访计划（如在线咨询、远程监测等），以适应他们因工作忙碌、居住分散等原因可能无法定期复诊的需求。同时，借助外部监督与约束（如家庭成员参与、社会支持网络建立），进一步增强其治疗积极性与依从性。

总之，对痛风患者进行定期的复查和随访，是确保治疗效果、预防疾病复发、提高生活质量的关键措施之一。只有通过综合管理和个性化干预，才能最大限度地发挥其治疗潜力，改善痛风患者的整体预后。

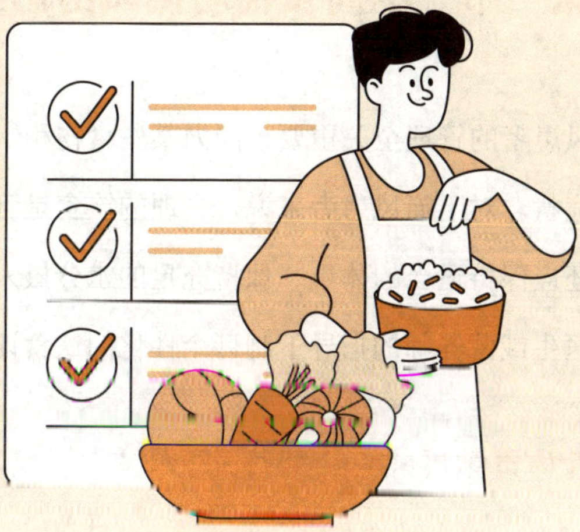

第五章

痛风患者饮食密码

第一节 不同食物对痛风的影响

饮食对于痛风患者的管理至关重要，因为某些食物和饮料可能会增加尿酸水平，从而加重症状。对于痛风患者来说，合理的饮食是管理病情的关键。除了合理饮食外，还应保持适当的体重、保持充足的水分摄入、避免饥饿或过度饮食等。最好在医生或营养师的指导下制订个性化的饮食计划。

一、痛风食物贡献度

痛风食物贡献度是指不同食物对尿酸水平的影响程度。在管理痛风的饮食方面，了解不同食物的贡献度及其对尿酸水平的影响是至关重要的。由于痛风是一种与高尿酸血症密切相关的疾病，食物中的嘌呤摄入与尿酸水平密切相关。一般来说，嘌呤含量较高的食物对尿酸水平的影响更大，而嘌呤含量较低的食物对尿酸水平的影响较小。但是食物中所含的成分是多种多样的，除嘌呤之外，食物中的其他成分也会导致尿酸水平的升高或降低。因此，痛风食物贡献度应该从正面贡献度和负面贡献度两个方面来评估每种食物中所含成分对于痛风人群的影响（图5-1，图5-2）。通过合理规划饮食，了解并辩证地对待每种食物对于痛风的贡献度可以有效降低尿酸水平，减轻症状，预防痛风发作。

（一）正面贡献度

1.嘌呤含量低

嘌呤含量低的食物对于痛风患者是非常重要的，因为嘌呤是尿酸的前体，过多地摄入会导致尿酸水平升高。低嘌呤食物包括大部分蔬菜、水果、全谷类和低脂奶制品等，它们不会显著增加机体血尿酸水平。

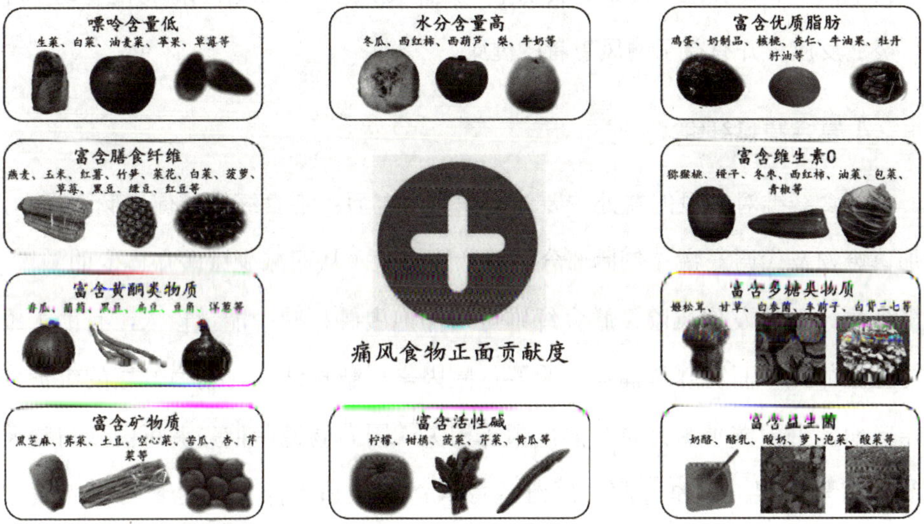

图5-1　痛风食物正面贡献度

2.水分含量高

水分摄入可以稀释尿液中的尿酸浓度，使尿酸更容易溶解在尿液中。这有助于减少尿酸结晶的形成，从而降低痛风发作的风险。水分摄入可以增加肾脏的尿液产生量，并促进尿酸的排泄。尿酸是通过肾脏排出体外的，因此足够的水分摄入可以帮助尿酸更快地排出体外，减少其在体内的积累。在痛风患者中，尿酸结石的形成是一个常见并发症。充足的水分摄入可以减少尿液中尿酸结晶的形成，从而降低尿酸结石的发生风险。

3.富含优质脂肪

选择健康的脂肪来源，如鱼油中的ω-3脂肪酸，具有抗炎作用，可以减轻痛风患者的炎症症状。一些研究表明，摄入足够的ω-3脂肪酸可以降低血尿酸水平，减少痛风急性发作的风险。单不饱和脂肪酸也是一种健康的脂肪类型，存在于橄榄油、坚果、鳄梨等食物中。适量摄入单不饱和脂肪酸可能有助于降低炎症反应，并有益于痛风患者的健康。

4.富含膳食纤维

膳食纤维对痛风的益处主要体现在多个方面：膳食纤维能促进肠道蠕动，加速废物及代谢产物（包括部分尿酸）的排泄，从而减少尿酸在体内的积累，降低痛风急性发作风险；膳食纤维可增加饱腹感、减少能量摄入，有助于维持健康体重，而肥胖是痛风的重要危险因素；膳食纤维对肠道健康的维护作用（如促进菌群平衡）也与痛风预防相关，因为肠道菌群失调可能参与痛风的发病与发展。但是，膳食纤维的摄入需把握适度原则，过量可能引发腹胀、腹泻等。因此，痛风患者应合理控制膳食纤维的摄入量，以实现最佳健康效益。

5.富含维生素C

维生素C是一种强效的抗氧化剂，可以帮助中和自由基，减少氧化应激对身体的损害。这可能有助于减轻痛风患者的炎症反应，并减少关节疼痛和肿胀。一些研究表明，维生素C可能有助于促进尿酸的排泄，从而降低尿酸在体内的积累，减少尿酸结晶的形成，进而减少痛风发作的风险。维生素C的代谢产物之一为草酸，可在一定程度上碱化尿液。碱化尿液有助于溶解尿酸结晶，减少尿酸结石的形成，可能有助于痛风患者预防尿酸结石的发生。

6.富含黄酮类物质

黄酮类物质是一种强效的抗氧化剂，可以帮助中和体内的自由基，减少氧化应激对机体的损害。痛风患者常常伴有炎症反应和氧化应激，因此黄酮类物质的抗氧化作用可能有助于减轻症状和预防痛风发作。黄酮类物质具有一定的抗炎活性，可以减少炎症反应的程度。痛风是一种由尿酸结晶引起的炎症性关节疾病，因此黄酮类物质的抗炎作用可能有助于减轻痛风患者的症状和炎症程度。一些研究表明，黄酮类物质可能对尿酸的代谢途径产生影响，有助于调节体内尿酸的水平。这可能包括促进尿酸的排泄或抑制尿酸的生成，从而有助于预防和管理痛风。

7. 富含多糖类物质

一些特定的多糖类物质，可能有助于促进尿酸排泄。一些多糖化合物可能通过影响肾脏的尿酸排泄过程，增加尿酸的排泄量。它们可能通过调节肾小管上的尿酸转运体活性，促进尿酸的排泄而起作用。另一些多糖化合物可能通过抑制体内嘌呤代谢生成尿酸的过程，减少尿酸的生成量。此外，一些多糖化合物通过增加尿液的碱化，提高尿酸的溶解度，从而促进尿酸的溶解和排泄。尿液的碱化可以减少尿酸的结晶和沉积，有助于预防尿酸结石的形成。另外，还有一些多糖化合物具有抗氧化活性，可以减少氧化应激引起的组织损伤，从而减少细胞死亡释放的核酸和细胞内组分，降低尿酸水平。

8. 富含矿物质

矿物质在痛风的管理中可以发挥一定的作用，其中一些矿物质可能对痛风患者有益。

适量的钙摄入有助于减少尿酸在体内的积累，并减少尿酸结晶的形成。此外，钙可能有助于保持骨骼健康，对于痛风患者来说，维持骨骼健康尤为重要。

适量的钾摄入可能有助于稳定血压，减少高血压对痛风的不良影响。

一些研究表明，钾可以促进尿酸的排泄，从而有助于预防和管理痛风。

镁可能有助于降低尿酸水平，减少痛风的发作。镁可能通过影响尿酸代谢途径，促进尿酸的排泄，从而降低尿酸在体内的积累。镁具有一定的抗炎作用，可以减轻炎症反应的程度。

建议痛风患者多吃如豆类、坚果、绿叶蔬菜等富含矿物质的食物。

9.富含活性碱

在营养学中，所谓“高碱性食物”指的是经人体代谢后，其产物可使体液（如血液、尿液）pH值向偏碱性方向轻微调节的食物，这类食物对尿酸代谢的潜在益处主要与尿液酸碱度的影响相关：部分蔬果（如柠檬、柑橘类、菠菜、芹菜、黄瓜、芦笋等）富含钾、钠、钙、镁等矿物质，代谢后可增加尿液的碱性（提升尿液pH值）。而尿酸在碱性尿液中溶解度更高，更易随尿液排出体外，从而减少尿酸结晶形成和沉积的风险。

需要说明的是，人体存在精密的酸碱平衡调节机制（如血液pH值通常稳定在7.35～7.45的弱碱性范围），单一食物对整体体液酸碱度的影响十分有限，更无法直接“改变体内酸碱平衡”。这类食物对尿酸的辅助调节作用，主要通过改善尿液环境实现，且需结合整体饮食结构（如充足饮水、限制高嘌呤食物等）才能体现，不能单纯依赖“碱性食物”降低尿酸水平。

10.富含益生菌

益生菌可能对改善痛风有一定作用，尤其是对于肠道健康和炎症调节方面。益生菌有助于维护肠道内的菌群平衡，促进有益菌的生长，抑制有害菌的繁殖。肠道健康与全身炎症状态密切相关，而肠道内的菌群异常可能导致炎症反应的加剧，从而影响痛风的发作和症状。一些研究表明，益生菌可能有助于促进尿酸的排泄，减少尿酸在体内的积累。益生菌可能通过影响肠道内尿酸的吸收和代谢，增加尿酸的排泄量，从而降低痛风发作的风险。

（二）负面贡献度

1.嘌呤含量高

嘌呤含量高的食物对痛风患者的影响是直接的，因为嘌呤在体内代谢产生尿酸，而尿酸是引发痛风的关键因素之一。当尿酸水平过高时，会导致尿酸结晶在关节和周围组织中沉积，引起炎症和疼痛。因此，摄入高嘌呤食物可能会加重痛风症状或促进痛风发作。

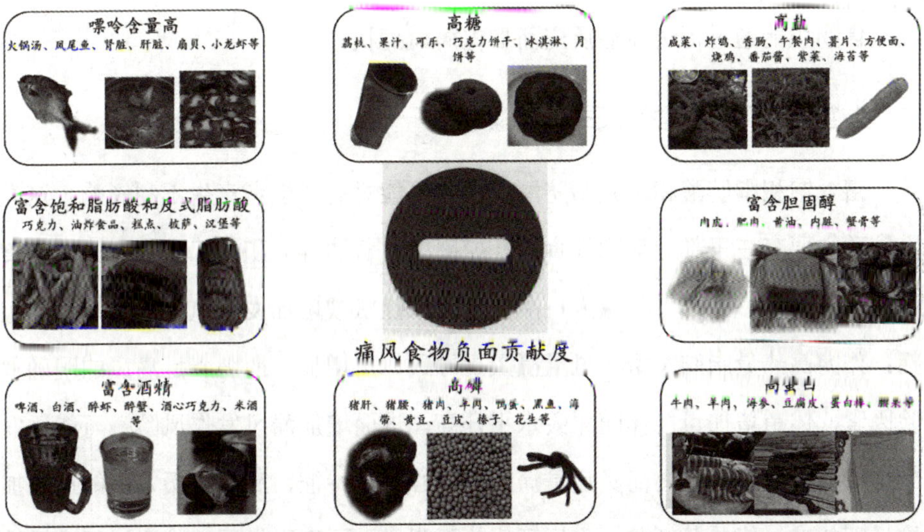

图5-2 痛风食物负面贡献度

2.高糖

高糖食物和饮料可能对痛风产生一定的影响，尤其是对于那些已经患有痛风者或痛风高危人群。高糖食物和饮料通常能量高，摄入过多会导致体重增加，而肥胖是痛风的危险因素之一。高糖饮食可能会增加尿酸的生成，因为糖类食物的代谢过程中产生的代谢产物可以促进尿酸生成。尿酸是痛风的主要致病因素之一，其过量积累可能导致尿酸结晶在关节中沉积，引发痛风。高糖食物和饮料可能导致身体炎症反应的增加，进而加重痛风患者的症状。炎症是痛风的主要特征之一，高糖饮食通过促进炎症反应而加重痛风症状。

3. 高盐

过量的盐摄入会造成患者容量负荷过重，加重肾脏负担，减少尿酸的排泄，从而导致尿酸在体内的积累，增加痛风发作的风险。高盐饮食可能加剧体内炎症反应，这会加重痛风患者的疼痛等症状。炎症是痛风的主要特征之一，高盐食物可能通过促进炎症反应而加重痛风症状。

4. 富含饱和脂肪酸和反式脂肪酸

富含饱和脂肪酸和反式脂肪酸的食物可能对痛风患者产生不利影响。这类脂肪酸主要存在于部分动物性食物（如肥肉、黄油等）和加工食品（如油炸食品、植脂末等）中，过量摄入可能加重痛风症状或增加发作风险。具体机制包括：作为高热量脂肪类型，过量摄入易导致体重增加，而肥胖是痛风的明确危险因素，体重增加可能伴随尿酸水平升高，进而增加痛风发作风险；可能诱发或加重体内炎症反应，而炎症是痛风的核心病理特征，高脂肪摄入可能通过加剧炎症状态，使关节红肿、疼痛等症状更明显；可能干扰尿酸代谢过程，导致尿酸在体内蓄积，增加其在关节中形成结晶并沉积的概率，从而诱发痛风急性发作。因此，痛风患者需注意控制此类食物的摄入量，以减少对病情的不利影响。

5. 富含胆固醇

胆固醇的过多摄入可能对痛风产生一定的影响，尤其是在动物实验中已经显示了一些相关性。一般来说，高胆固醇饮食可能与体内炎症和氧化应激增加有关，这两个因素都与痛风的发作和症状加重有关。胆固醇摄入过多可能引起动脉粥样硬化等心血管疾病，而这些疾病与痛风发作的风险有一定的关联。

6.富含酒精

酒精对痛风的影响是复杂的，而且因人而异。总的来说，酒精摄入可能增加痛风发作的风险，尤其是在一些特定情况下。酒精可以干扰体内尿酸的代谢，导致尿酸水平升高。酒精摄入会抑制肾脏中尿酸的排泄，同时促进尿酸的生成，从而增加尿酸在体内的积累，增加痛风发作的风险。酒精摄入可能会增加尿酸结晶在关节和周围组织中的沉积，从而引起痛风发作。酒精摄入可能会干扰痛风药物的治疗效果。例如，酒精可能与利尿剂相互作用，影响尿酸的排泄，从而减少药物的疗效。

7.高磷

高磷食物中的磷会在消化过程中被吸收，进入血液循环。长期高磷摄入可能导致肾小球和肾小管的过度负担，导致肾脏功能受损。高磷摄入可能导致体内磷钙比例失衡，这可能会影响骨骼健康并增加肾脏的负担，可能会加重痛风的症状。一些研究发现，高磷摄入可能会促进机体内炎症反应的发生，这可能是因为高磷食物会引起肠道内环境的改变，使得肠道屏障功能受损，从而促进炎症介质的释放和炎症反应的发生。高磷摄入可能会降低尿酸的排泄，从而增加尿酸在体内的积累。过多的磷摄入与高血压、心血管疾病和骨质疏松等慢性疾病有关，这些疾病也可能与痛风患者的健康状况相关。

8.高蛋白

高蛋白饮食可能通过多种机制加剧痛风症状，其核心在于促进尿酸生成并抑制尿酸排泄，从而导致高尿酸血症和痛风发作。从代谢角度看，高蛋白食物通常含有较多嘌呤，而蛋白质分解代谢过程中产生的部分氨基酸（如谷氨酸、甘氨酸和天冬氨酸等）可通过糖酵解中间产物进入嘌呤合成途径，其中蛋氨酸还能通过转化为半胱氨酸参与嘌呤前体的生成。这些生化反应最终都会增加尿酸的产生。与此同时，过量蛋白质摄入会增加肾脏的滤过负荷，促进尿酸在肾小管的重吸收，降低尿酸的排泄效率。当血尿酸浓度超过408μmol/L（6.8mg/dL）的饱和阈值时，尿酸钠结晶易在关节及周围组织沉积，引发炎症反应，表现为典型的急性痛风性关节炎。长期高蛋白饮食还可能加重肾脏损伤，进一步影响尿酸的排泄。因此，对于痛风患者或高尿酸血症人群，合理控制蛋白质摄入量、选择低嘌呤蛋白来源，并结合充足饮水和尿液碱化等措施，对预防痛风发作具有重要意义。

二、食物的嘌呤含量分类

嘌呤是一种天然存在于人体和多种食物中的化合物。人体分解嘌呤会产生尿酸，尿酸过高可能会导致痛风或其他健康问题。因此，控制嘌呤的摄入对痛风患者来说非常重要。

（一）定义

嘌呤含量在食物中的分级主要依据其在每100g食物中的含量来划分。这些分级可以帮助需要控制尿酸水平的人群（如痛风患者）选择合适的食物。以下是嘌呤含量分级标准。

低嘌呤/较低嘌呤食物：每100g含嘌呤小于75mg。

较高嘌呤食物：每100g含嘌呤75～150mg。

高嘌呤食物：每100g含嘌呤超过150mg。

（二）高嘌呤食物

痛风患者需要限制高嘌呤食物，因为这些食物会促使体内尿酸水平升高，从而加重病情。一般来说，高嘌呤食物包括内脏（如肝脏、肾脏）、海鲜（如鱼、虾等）、肥肉等。

1.特点

（1）含有较高的嘌呤：高嘌呤食物通常具有较高的嘌呤含量，嘌呤是一种有机物质，它在体内代谢时会产生尿酸。

（2）来源广泛：高嘌呤食物可以来自动物性食物和植物性食物。动物性高嘌呤食物包括内脏、海鲜、肉汤等，而植物性高嘌呤食物包括酿造食品、饮料等。因此，痛风患者在饮食中不仅需要注意限制内脏和海鲜的摄入量，还需要注意控制植物性高嘌呤食物的摄入。

（3）影响尿酸水平：摄入过多的高嘌呤食物会导致尿酸水平升高，增加尿酸结晶在关节中沉积的风险，从而引发痛风发作或加重已有的症状。因此，痛风患者需要谨慎控制高嘌呤食物的摄入量，以维持尿酸水平在正常范围内。

总的来说，高嘌呤食物的特点主要包括含有较高的嘌呤、来源广泛、影响尿酸水平以及常见于日常饮食中。痛风患者需要通过控制饮食，减少摄入高嘌呤食物的量，以减少血尿酸水平的升高，降低痛风发作的风险。

2.种类

（1）内脏：肾脏、心脏、肝脏等。

（2）海鲜：鱼子（鳕鱼子、鱼子酱等）、鲅鱼、鲱鱼、凤尾鱼、泰国鱼露等；扇贝、基围虾等。

（3）一些其他食物：啤酒、嘌呤含量高的果汁等。

（三）较高嘌呤食物

1.特点

较高嘌呤食物相比高嘌呤食物嘌呤含量较低，但仍需要在痛风患者的饮食中控制摄入量。以下是较高嘌呤食物的一些特点。

（1）较高的嘌呤含量：较高嘌呤食物的嘌呤含量介于高嘌呤食物和低嘌呤食物之间。痛风患者在饮食中仍需注意适度控制摄入量，以避免尿酸水平升高。

（2）多种选择：较高嘌呤食物种类丰富，包括一些家禽、部分鱼类、一些豆类及其制品等。这些食物提供了多样化的选择，有助于痛风患者在饮食中保持营养均衡。

（3）营养丰富：大部分较高嘌呤食物含有丰富的营养素，例如蛋白质、维生素、矿物质等。它们可以为身体提供所需的营养，有助于维持健康。

（4）适量食用：痛风患者可以适量食用较高嘌呤食物，但需要注意不要过量摄入。适量食用较高嘌呤食物可以丰富饮食种类，满足口味需求，同时又不会过度增加尿酸水平。

一般来说，较高嘌呤食物是痛风患者饮食中的重要组成部分，可以提供丰富的营养，但需要注意控制摄入量。建议在制订饮食计划时，根据个体情况和医生建议，合理选择和摄入较高嘌呤食物。

2.种类

（1）家禽：鸭、烧鹅等。

（2）红肉和香肠类：牛肉、羊肉、猪肉、午餐肉等。

（3）海鲜类：比目鱼、草鱼、大海螺、小海螺、鲜鲍鱼等。

（4）全麦谷物：全麦面包、意大利面、燕麦片、糙米等。

（5）豆类及豆制品：小扁豆、大豆、豆腐、豆豉、鹰嘴豆泥、豌豆等。

（6）坚果类：花生、花生酱、腰果等。

（四）低嘌呤/较低嘌呤食物

1.特点

低嘌呤/较低嘌呤食物是指嘌呤含量相对较低的食物，适合痛风患者食用，因为摄入这些食物可以帮助降低尿酸水平，减少痛风发作的风险。以下是低嘌呤/较低嘌呤食物的一些特点。

（1）较低嘌呤含量：嘌呤含量相对较低，因此在体内代谢后产生的尿酸量较少。这使得低嘌呤/较低嘌呤食物成为痛风患者饮食中的理想选择，有助于维持尿酸水平在正常范围内。

（2）多样性：低嘌呤/较低嘌呤食物种类繁多，包括蔬菜、水果、全谷物、豆类及其制品、坚果和种子等。这些食物提供了丰富的选择，可以满足痛风患者的口味需求，并且有助于保持饮食的多样性。

（3）丰富的营养：虽然嘌呤含量较低，但这类食物通常富含维生素、矿物质、膳食纤维和其他营养素。例如，蔬菜和水果提供丰富的维生素C和膳食纤维，全谷物提供复合碳水化合物和B族维生素，豆类提供植物性蛋白质和膳食纤维等。这些营养素对于维持身体健康至关重要。

（4）有助于控制体重：低嘌呤/较低嘌呤食物通常富含膳食纤维，有助于增加饱腹感，延缓胃排空时间，从而有助于控制体重。这对于痛风患者来说尤其重要，因为体重过重或肥胖会增加痛风发作的风险。

（5）不易引发痛风发作：由于低嘌呤/较低嘌呤食物嘌呤含量低，摄入这些食物不太可能导致尿酸水平剧增，因此不容易引发痛风发作。这使得低嘌呤

/较低嘌呤食物成为痛风患者饮食中的安全选择。

总的来说，低嘌呤/较低嘌呤食物具有嘌呤含量低、营养丰富、多样性高、有助于控制体重和不易引发痛风发作等特点。痛风患者可以通过增加低嘌呤/较低嘌呤食物的摄入量，优化饮食结构，降低尿酸水平，预防痛风的发作。

2.种类

（1）水果：苹果、橙子、香蕉、梨、桃子、木瓜和浆果等。

（2）蔬菜：卷心菜、胡萝卜、芹菜、黄瓜、茄子、莴苣、南瓜、西红柿、萝卜、土豆等。

（3）谷类食品：大多数的面包和蛋糕、饼干、大米、大麦、玉米粥等。

（4）乳制品：牛奶、奶油、酸奶、奶酪等。

（5）坚果：除花生、野生榛子和腰果外，最好不吃咸味坚果。

（6）蜜饯和腌制品类：果酱、酸辣酱、泡菜等。

这种分级有助于指导食物的选择，尤其是对于需要避免高嘌呤摄入的人群。例如，痛风患者通常被建议限制高嘌呤食物的摄入，增加低嘌呤食物的比例，以控制血液中的尿酸水平，减少痛风发作的风险。同时，配合适量的较高嘌呤食物可以保证营养的均衡。

总体来说，痛风患者在无症状高尿酸血症阶段和痛风间歇期没有绝对不能吃的食物，但要控制一天全部摄入食物的总嘌呤含量。

三、食物加工方式对嘌呤的影响

食物的加工方式会显著影响其嘌呤含量及人体对嘌呤的吸收利用，这对需要控制血尿酸水平的人群（如痛风患者）而言尤为重要。下面是一些常见的食物加工方式（图5-3）对嘌呤的影响。

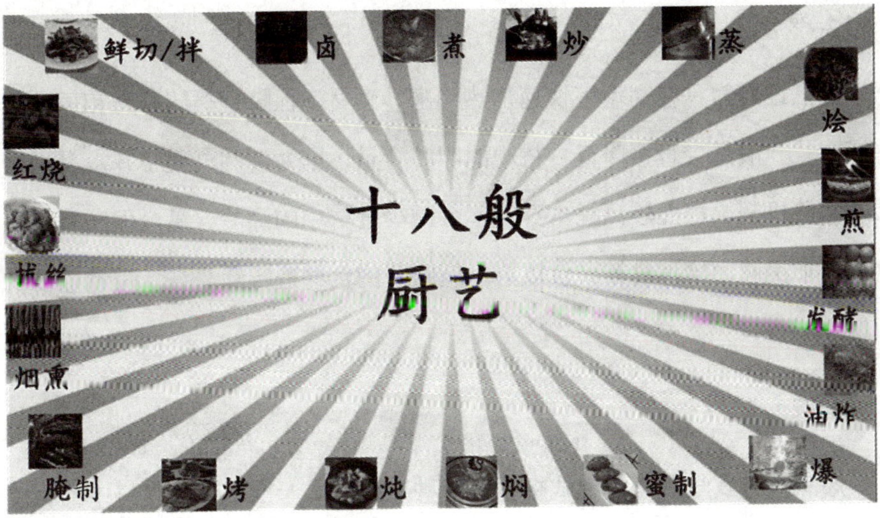

图5-3　常见的食物加工方式

1.煮

水煮是在加入食材后将水煮沸，或在沸水中加入食材，并在一定时间内保持食材在水中加热，直至烹饪完成。水煮食物可以帮助减少其中的嘌呤含量，因为部分嘌呤会溶解到水中。然而，水煮通常不能完全去除所有的嘌呤，一部分嘌呤被保留在食物中。因此，煮熟的肉类或海鲜食材内的嘌呤会降低，但水中嘌呤增加。烹饪后不食用煮食水，这是减少嘌呤摄入的有效方式。因而，痛风患者可以先对食物进行焯水，再进行其他烹饪加工，能有效减少嘌呤的摄入。

2.蒸

清蒸是一种简单而健康的烹饪方式，其主要特点是使用蒸汽将食材加热至熟透。清蒸食材对其中嘌呤含量的影响并不显著，但食材中的嘌呤可能会转移到蒸煮水中，从而使食材的嘌呤含量略有降低。蒸煮是一种健康的烹饪方式，有助于保持食材原汁原味、营养成分和口感。

3.炒

炒烹饪通常是在高温下快速加热和翻炒食材，保持食材的鲜嫩和原味。炒烹饪方式一般不会直接降低食材中的嘌呤含量，因为炒制过程中并没有明显的嘌呤去除机制。虽然炒烹饪本身并不会减少食材中的嘌呤含量，但它有助于使食材更加美味，增加食欲。可以选择低嘌呤的食材进行炒烹饪，控制嘌呤的摄入量。

4.爆

爆烹饪方式与炒烹饪方式相似，这种烹饪方式一般不会使食材中的嘌呤含量减少。然而，如果选择低嘌呤的食材进行炒爆烹饪，则可以减少摄入的嘌呤量。

5.油炸

在油炸过程中，食材被浸泡在热油中加热，使其表面形成金黄酥脆的外皮。油炸食物通常不涉及水基介质，因此嘌呤不易被移除。虽然油炸不会直接改变食材中的嘌呤含量，但在一定程度上会使食材表面的水分蒸发，使得食材更加干燥，从而可能增加食材中的嘌呤含量，继而增加摄入的嘌呤量。痛风患者应该控制油炸食品的摄入量，以避免摄入过多的脂肪和热量。

6.煎

煎制通常是在锅中加入适量的油，将食材放入锅中以中高温进行烹饪，使食材表面形成金黄酥脆的外皮。在煎制的过程中，并没有明显的机制可以将嘌呤从食材中减少或去除，食材的外层可能会受到高温的热力影响，但并不会使食材内部的嘌呤含量发生明显的变化。控制使用油的量，避免过度使用油脂，因为高油脂摄入可能增加痛风发作的风险。

7.烤

烤制通常是将食材放入烤箱或烧烤架上，在高温下进行加热，使食材变得香脆或熟透。烤制食材并不会明显影响其中的嘌呤含量。烤制食物时，由于没有液体介质，嘌呤不会被移除，而是保留在食物中。在烤制时，最好选择低嘌呤的食材，并控制使用油的量，避免过度使用油脂。

8.炖

炖制是一种将食材放入液体中（通常是水或高汤）并在低温下缓慢加热的烹饪方法。炖制过程中食材的表面和内部会被液体浸泡，导致嘌呤的轻微减少。一部分嘌呤可能进入炖汤内，但食物和汤汁内嘌呤总含量不会发生变化。额外使用作为炖制液体的高汤可以增加食物的口感和营养，但很可能会增加嘌呤摄入量，因此痛风患者可以选择清淡的蔬菜汤。炖制食材时所用调料复杂，尽管一些香料和草药可能对痛风患者有益，但也应该注意选择低盐、低糖和低嘌呤的调料。

9.卤

卤制是一种将食材放入卤水中加热烹饪的方法，这种方法通常用于肉类和禽类的烹饪。在卤制的过程中，食材会被浸泡在含有盐、香料和其他调味料的卤水中，并在低温下缓慢加热，可以使食材吸收调味料的味道，使肉类更加鲜嫩。卤制一般都是用肉类高汤，并且最终成品不会有太多汁，从而增加了食材中的嘌呤含量。痛风患者在卤制食材时需要注意控制盐的摄入量和选择低嘌呤的食材。

10.烩

烩制是一种将食材放入液体中（通常是高汤或酱汁）并在低温下烹饪的方法。在烩制的过程中，食材会被浸泡在液体中，使其更加柔软和美味。烩制时，尽管嘌呤可能会少量进入液汁中，但最终汁液会相对浓稠，以及有额外的高汤和酱汁加入，不会导致嘌呤含量的降低。因此，烩制食材并不会直接影响食材中的嘌呤含量。痛风患者应注意高汤和调味料的使用。

11.焖

焖制是一种烹饪方法，通常将食材与调味料放入锅中，盖上盖子，用小火慢慢地加热烹煮。焖制过程中，食材会在密闭的环境中受热，使其变得鲜嫩，并且可以充分吸收调味料的味道。但是，焖制菜最后不会留过多汤汁，因此并不会显著影响总体食材的最终嘌呤含量。痛风患者在焖制食材时仍然需要选择低嘌呤的食材，适量使用调味料，并注意合理搭配饮食。

12.红烧

红烧通常使用酱油、糖、料酒等调味料来烹制食物，使得食物具有鲜美的味道和红亮的颜色。就其对食物中嘌呤含量的影响而言，红烧本身并不会显著改变食物中的嘌呤含量，但可能因加入肉类高汤等使嘌呤含量增加。红烧通常用于烹饪肉类、鱼类等动物性食材。总的来说，红烧的食物中的嘌呤含量取决于所选食材的嘌呤含量。

13.腌制

腌制是一种将食材浸泡在含有盐等调味料的液体中进行处理的方法。在腌制过程中，食材会吸收腌料中的盐等调味料，以增加食物的口味。尽管腌制可以改变食物的口感和风味，但并不会明显改变其中的嘌呤含量。腌制过程通常不涉及高温加热，因此嘌呤在腌制液中的溶解程度相对较低。腌制加工通常会导致食物的水分含量减少，这可能会导致嘌呤的浓缩。因此，腌制加工一般不会改变食物中嘌呤的绝对总量，但可能因水分流失使单位重量嘌呤浓度升高。腌制通常会使用大量的盐，过量的盐分摄入可能会导致尿酸排泄减少，增加痛风发作的风险。痛风患者在腌制食材时仍然需要选择低盐、低嘌呤的腌制方法，并适量使用调味料。

14.烟熏

烟熏过程中通常会使食物的嘌呤含量增加。烟熏是通过在加工过程中暴露食物于烟熏中，让燃烧的木材产生的烟熏附着在食物表面，从而赋予食物独特的风味和口感。在这个过程中，木材中的化合物会在燃烧的过程中释放出来，并通过烟熏附着到食物表面。此外，烟熏过程中，食物表面可能会失去一些水分，导致食物中的嘌呤变得更加浓缩，进而升高嘌呤浓度。

15.蜜制

蜜制通常是指在食材表面涂抹蜂蜜或将蜂蜜用作调味料的烹饪方式。蜜制食材通常不会对其中的嘌呤含量产生显著影响。蜂蜜的嘌呤含量不高，属于低嘌呤食物，并且含有丰富的抗氧化剂，有助于减少身体内的氧化应激，保护细胞健康。一些研究表明，蜂蜜具有抗炎作用，可以帮助减轻痛风引起的疼痛和炎症。但高温会对蜂蜜中的一些营养成分和抗氧化剂产生一定的破坏。总的来说，蜜制食材本身并不会增加其中的嘌呤含量，但需要注意合理搭配其他调味料，选择低嘌呤的食材。

16.拔丝

拔丝是一种在烹饪中用糖将食材包裹并形成晶莹剔透的外表的技巧，通常使用糖浆或蜂蜜制作。在拔丝过程中，主要使用的是糖类而不是富含嘌呤的成分，因此拔丝过程本身并不会显著影响食材中的嘌呤含量。但是高糖往往意味着高的热量摄入，过度摄入热量可能导致体重增加，而肥胖是痛风的风险因素之一。因此，如果选择拔丝烹饪方式，最好选择低嘌呤的食材作为原料，并注意合理搭配其他食材。

17. 发酵

发酵食品（如啤酒、某些类型的酱油和豆瓣酱）在发酵过程中可能会产生额外的嘌呤。酵母和其他微生物在发酵过程中会分解食物中的蛋白质和其他有机物，这可能导致嘌呤含量的增加。虽然发酵食品可能含有嘌呤，但并不意味着所有人都需要完全避免它们。有些研究表明，发酵食品中含有一些益生菌，这些益生菌可能对肠道微生物群产生积极影响，从而促进身体的健康。维持良好的肠道微生态平衡，有助于减少尿酸的生成和吸收，进而降低血尿酸水平。总的来说，虽然发酵食品中含有一定量的嘌呤，但适量摄入有助于维持肠道微生态平衡，从而对血尿酸水平产生一定程度的调节作用，无需完全避免。

18. 鲜切/拌

加工鲜蔬菜和水果时，尽量保持其新鲜和未经过多处理的状态。新鲜的蔬菜和水果通常含有较低的嘌呤，适合痛风患者食用。

总体来说，食物的加工方式可以影响其嘌呤含量及其对体内尿酸水平的影响。痛风患者或需要控制尿酸水平的人应考虑不同的加工方法对食物中嘌呤含量和生物可用性的影响，以帮助更好地控制或减少嘌呤的摄入，这对于管理血尿酸水平和预防痛风急性发作非常关键。此外，广泛了解和应用这些知识也有助于制订个性化的饮食计划，以适应个体的健康需求和生活方式。

第二节 痛风患者的饮食建议

一、痛风患者三餐饮食原则

在通过饮食管理痛风时，特别是在计划一日三餐的情况下，应着重限制可能引发尿酸积聚的食物，并选择可能有助于降低尿酸的食物。以下是一些饮食原则。

（一）限制嘌呤的摄入

在现代生活中，随着人们健康意识的提高和饮食习惯的多样化，高尿酸血症及痛风逐渐引起了人们的关注。尿酸是人体内嘌呤代谢的终产物，它的生成受到多种因素影响，其中食物的嘌呤含量就是一个不可忽视的因素。高嘌呤饮食不仅与痛风有着密切的联系，更是引发这一疾病的关键因素之一。为了有效地管理尿酸水平，调节嘌呤摄入量显得尤为重要。适量摄入高嘌呤食物能够促进尿酸的产生，而过量摄入则会导致尿酸水平过高，从而引发一系列健康问题。研究发现，低嘌呤饮食2周，可改善痛风患者的血尿酸水平。此外，低嘌呤饮食可在一定程度上改善痛风患者的血压、体质指数（BMI）、血脂、血清肌酐和尿素氮水平。因此，控制食物中嘌呤的摄入量对于维持正常的血尿酸水平至关重要，有助于减少痛风发作频率。

为了达到这一目的，我们需要对日常饮食进行科学规划，选择那些嘌呤含量低的食物作为主要食物来源。根据不同食物类型的嘌呤含量和人体吸收利用效率的差异，高尿酸血症与痛风患者应特别注意食材的选择。比如，动物内脏如肝脏、肾脏和心脏等，由于其嘌呤含量通常较普通肉类更高，所以应该尽量限制这些食物的摄入。

对于患有痛风或尿酸水平偏高的人群来说，适量食用豆制品是相对安全的。然而，仍需注意摄入量，避免过量以防止潜在的健康风险。除此之外，选择碳水化合物时，应优先考虑那些血糖生成指数（GI）较低的食物，以帮助降低血糖反应。每天应保证一定比例的全谷物食物摄入，至少占主食总量的30%，同时确保膳食纤维的摄入量为25～30g。这样既能满足身体的营养需求，又能避免因嘌呤摄入过多而导致的血尿酸水平升高。

痛风是一种与高尿酸血症相关的复杂疾病，它的进展通常分为几个阶段，每个阶段对嘌呤的摄入量有不同的建议。

1. 无症状高尿酸血症期

在这个阶段，尿酸水平高，但还未出现痛风症状。这个阶段建议预防性控制嘌呤摄入：尽量避免高嘌呤食物，推荐嘌呤摄入量控制在每日150mg以下。

2. 急性痛风性关节炎期

当痛风发作时，患者会经历极度的疼痛和关节炎症。这个阶段建议严格限制嘌呤摄入：在急性发作期间，可能需要将嘌呤摄入量严格限制在每日很低的水平，甚至低于50mg，以减轻症状和促进恢复。

3. 痛风发作间歇期

痛风发作间歇期是指痛风发作之间，患者无症状。这个阶段建议适度控制嘌呤摄入：保持嘌呤摄入量在中等水平，通常建议控制在每日150mg以下。

4. 慢性痛风期

慢性痛风期可能涉及持续的关节炎症和尿酸结晶沉积。这个阶段建议持续低嘌呤饮食：长期维持低嘌呤饮食，每日嘌呤摄入量建议低于100mg。

在所有阶段，与医护人员紧密合作，定期评估和调整治疗计划是非常重要的，以确保适当管理尿酸水平并减少痛风发作的风险。

最后，需要强调的是，每个人对食物的反应程度不尽相同。因此，对于有痛风发作病史的人群来说，除了遵循上述饮食原则外，患者还应该尽量避免食用既往诱发过痛风的食物。通过这种方式，可以有效地控制痛风的发作风险，从而保护自己免受疾病的困扰。总之，合理膳食、均衡营养是预防和治疗高尿酸血症和痛风最基本、最有效的方法之一。

（二）控制热量摄入

肥胖被认为是痛风发病过程中的独立风险因素，许多痛风患者往往伴有体重超标的情况。这种内在的关联可以通过多个机制进行解释：如脂肪因子在痛风的发展中起着至关重要的作用，尤其是在炎症反应和尿酸代谢紊乱方面。当这些脂肪因子被激活后，可能会促进痛风的发生和进展。

此外，肥胖还会对痛风患者的临床症状产生显著影响。超重或肥胖的患者可能会出现更频繁的痛风性关节炎急性发作、更难治疗的痛风石，以及其他痛风并发症，如肾功能损害等。这些并发症无疑增加了痛风患者的治疗难度和生活质量下降的可能性。

综合上述分析，痛风并不仅仅是一种独立于肥胖之外的疾病，实际上，肥胖是促进痛风发病及进展的重要因素。因此，在制订痛风的诊疗方案时，不应仅仅专注于控制炎症和降低血尿酸水平，还应该考虑到肥胖这个独立的危险因素。通过对患者进行体重管理，可以有效地减轻痛风的负担，提高患者的整体健康状况，进而改善患者预后，减少复发的风险。

为了有效降低血尿酸水平和减少痛风的发生，痛风患者应控制热量摄入。

痛风患者应该比正常人少摄入10%～15%的总热量，尤其对于那些已经处于肥胖状态的人来说，更应当严格控制每日的总能量摄入。以下是一些限制热量摄入的方法。

（1）平衡膳食结构：确保饮食中包含足够的蔬菜、水果、全谷物和蛋白质。这些食物不仅热量低，还能提供丰富的膳食纤维和其他营养素，有助于控制总热量摄入。

（2）减少高热量食物的摄入：避免高脂肪、高糖和高嘌呤的食物，如快餐、甜点和部分加工食品。这些食物容易导致热量过剩，可能会增加血尿酸水平。

（3）注意食物的烹饪方式：选择烹饪方法也很重要，推荐烹饪方法包括蒸、煮、烤或生吃，尽量避免油炸和煎炒。

（4）控制饮食量：减少每餐的食量，避免过量进食。可以通过使用小一些的餐盘来帮助控制食物份量，减少热量的摄入。

（5）定期监测体重：保持定期的体重监测，以确保热量控制措施的效果，调整饮食计划以适应身体的需求。

（三）适量的蛋白质和脂肪摄入

1.适量蛋白质摄入

对于痛风患者而言，蛋白质的适量摄入非常重要。蛋白质是身体的基本组成部分，参与构建肌肉、骨骼、皮肤和其他组织，同时对免疫功能、激素合成等生理过程也有至关重要的作用。对于痛风患者，适量的蛋白质能够帮助维持肌肉质量，预防肥胖，间接帮助控制血尿酸水平。尽管蛋白质对身体健康至关重要，但蛋白质的代谢过程会产生尿酸，过量的蛋白质摄入可能导致血尿酸水平升高，进而导致痛风的发作。

为了确保蛋白质摄入适量且健康，痛风患者应选择高蛋白低嘌呤的蛋白质食物。例如，植物性蛋白质如豆类和豆制品（如豆腐），以及坚果和种子，是痛风患者良好的蛋白质来源，因为它们通常嘌呤含量较低。此外，痛风患者在摄入蛋白质时应适当限制高嘌呤的肉类，如红肉和器官肉（如肝脏和肾脏），因这些食物可能会增加尿酸的产生，加重痛风症状。海产品虽然是良好的蛋白质来源，但某些海产品如鲱鱼、鲅鱼等含嘌呤较高，应限制摄入。

以下是几点痛风患者摄入蛋白质的建议。

（1）多样化蛋白质来源：兼顾植物性蛋白质与动物性蛋白质，例如在饮食中合理搭配豆类、豆制品、低脂奶制品及瘦肉等，以平衡营养并控制嘌呤摄入。

（2）控制蛋白质总摄入量：正常成人每日蛋白质推荐摄入量为1.0g/kg体重，痛风患者则建议适当减少，通常为每日0.8g/kg体重。具体摄入量需在医生或营养师指导下，根据个人健康状况（如肾功能、病情阶段等）进行调整。

（3）定期监测血尿酸水平：通过定期检测血尿酸，评估饮食调整对病情的影响，并据此及时优化饮食方案及生活方式，确保尿酸控制在合理范围。

（4）加强健康宣教与支持：患者应主动学习低嘌呤与高嘌呤食物的分类标准，掌握日常饮食的健康选择方法；同时，通过专业指导与社会支持，提升对蛋白质摄入管理的认知与执行力。

2.适量脂肪摄入

痛风患者适量的脂肪摄入非常重要，因为合理的脂肪摄入不仅有助于控制体重和减少尿酸生成，还能优化整体健康状况，特别是心血管健康。适量的脂肪摄入可以帮助调节炎症反应，并支持激素平衡及细胞功能。

（1）痛风患者需要控制脂肪摄入的原因

① 心血管健康：痛风患者往往伴有高血压、高胆固醇等心血管疾病的风险，适量的健康脂肪（如ω-3脂肪酸）可以帮助降低这些风险。

② 减少炎症反应：ω-3脂肪酸具有抗炎作用，可以减轻痛风患者的关节炎症反应，从而减轻疼痛和不适。

③ 控制体重：控制脂肪的摄入和摄取健康的脂肪源，可以对体重管理产生正面作用，而体重管理是控制痛风的关键因素。

④ 改善代谢功能：适当的脂肪摄入有助于改善痛风患者的代谢功能，特别是在处理体内嘌呤和尿酸的代谢过程中。

（2）摄入适量脂肪的建议

① 优选健康脂肪源：优先选择单不饱和脂肪酸和多不饱和脂肪酸，如橄榄油、鳄梨、坚果、种子以及富含ω-3脂肪酸的鱼类（如三文鱼、鲭鱼）。

② 避免不健康脂肪：减少饱和脂肪酸和反式脂肪酸的摄入，它们通常存在于油炸食品、商业烘焙食品和加工肉类中。

③ 监控总热量摄入：根据个人的能量需求和健康状况调整脂肪的摄入量。一般建议脂肪摄入量应占总热量的20%～25%，每日脂肪总摄入量应在50g左右比较好。过量摄入会导致体重增加，因此需要注意总热量的控制。

④ 监测与调整：监测饮食对尿酸水平的影响，并根据医生或营养师的建议进行调整。

（四）多喝水和食用富含水分的食物

多喝水和食用富含水分的食物对痛风患者非常有益。充足的水分摄入有助于稀释血液中的尿酸浓度，同时增加尿量，帮助尿酸通过尿液排出体外。这是降低血尿酸水平从而预防和减少痛风发作的重要策略之一。适量增加水分摄入可以降低尿液中尿酸的浓度，减少尿酸结晶在关节和软组织中形成的风险。这有助于防止痛风石的形成和关节长期损伤。保持良好的水分状态对于肾脏健康至关重要。肾脏是清除血液中多余尿酸的主要器官，适当的水分摄入能够促进肾脏功能，维持机体的内环境稳定，降低血尿酸水平。充足的水分摄入对身体的整体健康也有积极影响，包括维持电解质平衡、促进消化、提高能量代谢等。

痛风患者应力求每天饮水量达到2L，根据活动量和气候条件适当增减。痛风患者可以每隔一小时饮用一定量的水，确保整个日间的水分摄入均匀分布。尿色可以作为判断水分摄入是否充足的一个简单指标。清澈的淡黄色尿液通常表明良好的水分状态。除了直接饮水外，还可以通过摄入如西瓜、黄瓜、番茄等高水分食物来补充水分。在日常膳食中加入高水分食物，如蔬菜汤、水果沙拉等，这样不仅能增加水分摄入，又能丰富饮食的营养构成。

小贴士

痛风患者饮品选择常见问题解答

1. 推荐饮用哪种水?

热白开水是首选。在加热过程中，水分子越活跃，形成氢键的可能性就越小，分子基团也会变小，而得到小分子水。饮用水一般是中性的，但如果里面有矿物质离子，就会是碱性的。目前，尚无确凿证据表明水的pH值与人体健康有关，并且关于弱碱性水在改善痛风患者病情和促进尿酸排泄方面作用的证据也非常有限。事实上，当弱碱性水到达胃部时，它会被pH值极低的胃酸中和。

2. 需要喝苏打水吗?

不需要。市场上的苏打水主要分为天然苏打水与合成苏打水两类。其中，天然苏打水因含有碳酸氢钠而呈弱碱性，而碳酸氢钠在临床上确实可用于碱化尿液、促进尿酸排泄。但需要明确的是，目前尚无研究证实饮用苏打水能够达到同等效果——天然苏打水中碳酸氢钠的浓度通常仅为300mg/L左右，如此低的含量对尿液酸碱度及尿酸排泄的影响微乎其微，实际作用可忽略不计。

3.痛风患者可以喝柠檬水吗?

可以，柠檬水是弱碱性水。食物的酸碱度不是简单地由食物本身的pH值决定的，而是取决于食物代谢产物在人体内的酸碱度。经过消化代谢后，柠檬水残留在体内的物质主要是碳酸氢钠，呈碱性。

4.痛风患者可以喝茶或咖啡吗?

可以。发酵茶更适合高尿酸血症患者。有研究表明，喝咖啡可以降低痛风发作的风险，但请注意，研究中提到的咖啡是黑咖啡。

5.痛风患者可以喝酒吗?

尽量减少饮酒。痛风和高尿酸血症患者应减少饮酒，因为酒精本身会导致血尿酸水平升高和乳酸的产生，抑制尿酸的排泄，导致其水平进一步升高。不同种类的酒精对痛风发作有不同的影响。啤酒和烈性酒对血尿酸水平的影响较大，而红酒的影响相对较小。

（五）限制钠盐的摄入

1.限制钠盐摄入对痛风患者的益处

（1）降低血压：过量的钠盐摄入与高血压密切相关，而高血压是痛风患者常见的并发症。通过减少钠盐摄入，可以帮助降低血压，从而减少心血管疾病的发生风险。

（2）改善心血管健康：心血管疾病在痛风患者中较为常见。低钠饮食被证明可以减少心血管事件的发生，对心血管系统有保护作用。

（3）减少肾脏负担：痛风患者的肾功能可能因尿酸结晶形成而受到影响。钠盐摄入过多会加重肾脏的负担，影响其排毒功能，而适量的钠盐摄入有助于维持水及电解质平衡，保护肾脏。

（4）降低血尿酸水平：虽然关于痛风和钠盐摄入的研究不多，但减少钠盐可以间接改善肾功能而降低血尿酸水平。

（5）提高生活质量：限制钠盐摄入不仅有助于控制病症，还能改善整体的生活质量。痛风患者通过降低钠盐摄入，可减少痛风发作的频率和严重程度，从而减轻病痛带来的身体和心理负担。

（6）辅助药物治疗：对于正在接受药物治疗的痛风患者，低钠饮食可能有助于提高药物效果，尤其是与控制血压和降尿酸相关的药物协同使用时。适当的钠盐摄入能帮助优化药物治疗计划，实现更好的治疗效果。

2.推荐的钠盐摄入量

虽然针对痛风患者的特定钠盐摄入量建议较少，但普遍建议成年人的钠盐摄入量不应超过每日5g。对于痛风患者，合并高血压和肾功能损害的可能性较大，这一推荐尤为重要。

3.减少钠盐摄入的有效方法

（1）阅读食品标签：购买加工食品前，仔细阅读其营养成分标签，了解食品中的钠含量。选择低钠或无添加钠的食品。

（2）减少加工食品和快餐的摄入：加工食品和快餐通常含有较高的钠。尽可能选择新鲜食材，自己在家烹饪。

（3）使用替代品调味：尝试用香草、香料、柠檬汁或醋来替代食盐，增加食物的风味。这不仅可以减少钠盐的摄入，还能丰富菜肴的口味。

（4）外出就餐注意控盐：在餐馆用餐时，可以询问是否能减少菜肴中的盐分，或者选择低钠的菜品。

（5）避免使用盐罐：在进餐时，尽量不在桌上放盐罐，以避免不自觉地增加食盐摄入。

（6）使用低钠盐：市面上有售低钠或无钠的替代盐，如钾盐，可以作为食盐的替代品使用，但是肾功能损伤患者不推荐使用，避免引起高钾血症。

（7）制订计划：制订一周的饮食计划，确保每天的钠盐摄入量控制在推荐范围内。

二、痛风不同时期的食物选择

（一）无症状高尿酸血症期

无症状高尿酸血症期的饮食管理旨在预防血尿酸水平进一步升高，从而降低发展成痛风或其他健康问题的风险。在这一阶段，选择适当的食物尤为重要。以下是一些有益于控制血尿酸水平的饮食建议。

1.预防性控制嘌呤摄入

推荐食用：大部分蔬菜（如西蓝花、胡萝卜、甜椒等）、水果（如苹果、梨、柑橘等）、全谷物（如糙米、燕麦等）、低脂乳制品（如低脂牛奶和酸奶）等。

限制食用：富含高嘌呤的食物，如动物内脏、某些海鲜（如鲅鱼、鲱鱼），以及部分豆类（如绿豆和黄豆）等。

2.摄入充足的水分

确保每天摄入足够的水分，推荐每天喝8～10杯水。水分可以帮助稀释尿酸并促进其通过尿液排出。

3.限制酒精和含糖饮料

（1）酒精：酒精尤其是啤酒和烈酒可以显著升高血尿酸水平，应尽量避免。

（2）含糖饮料：含高果糖玉米糖浆的软饮料和其他甜饮料可以促进尿酸生成，应限制摄入。

4.均衡膳食

（1）膳食纤维：增加膳食纤维的摄入，如全谷物、坚果和蔬菜等，有助于改善整体健康和控制体重。

（2）蛋白质来源：选择低嘌呤蛋白质来源，如部分鱼类（如鳕鱼和多宝鱼）。

5.其他

即便是低嘌呤食物，也应注意不要过量食用。控制饮食中的热量摄入可以帮助避免体重增加，从而减少高尿酸血症的风险。

通过这些饮食调整，可以有效地帮助管理和控制无症状高尿酸血症，从而预防痛风和其他可能的健康问题。此外，建议定期检查血尿酸水平，以及与医疗专业人员合作，定期评估健康状况和调整饮食习惯。

（二）急性痛风性关节炎期

在急性痛风性关节炎期，食物选择的重点是减轻炎症和疼痛，同时帮助降低血尿酸水平。这一阶段的饮食应该特别注意避免高嘌呤食物，限制某些食物的摄入，并且增加抗炎食物。以下是一些具体的饮食建议。

1. 严格限制嘌呤摄入

动物内脏：肝脏、肾脏等内脏含嘌呤极高，应完全避免。

某些海鲜：高嘌呤海鲜在急性期应避免食用。

2. 增加抗炎食物

水果和蔬菜：如樱桃、柑橘、苹果、西蓝花、菠菜等，这些食物含有丰富的抗氧化剂和维生素，有助于减轻炎症。

富含ω-3脂肪酸的食物：如鲈鱼、亚麻籽等，这些食物可以帮助减轻关节炎症。

3. 选择低嘌呤蛋白质源

蛋类：蛋是低嘌呤蛋白质来源，适合在急性痛风关节炎期食用。

低脂牛奶和酸奶：奶制品是优质低嘌呤蛋白质来源。并且研究表明，低脂乳制品有助于降低血尿酸水平。

4. 避免酒精和含糖饮料

避免酒精：特别是啤酒和烈酒，酒精会显著增加血尿酸水平。

避免果汁和含糖饮料：这些饮品含有高水平的果糖，可以促进尿酸的生成。

5. 增加水分摄入

保持充足的水分摄入（每天至少8杯水），总量达到2L，可帮助稀释尿酸并促进其通过尿液排出。

在急性痛风发作期间，遵循这些饮食建议可以帮助缓解症状并减轻炎症。同时，定期与医疗专业人员合作，监测健康状况和调整治疗计划，以防止痛风急性发作。在食物选择上，也可以考虑寻求营养师的专业建议，以确保膳食平衡并满足身体的营养需求。

（三）痛风发作间歇期

在痛风发作间歇期，即痛风发作之间的间隔，饮食管理的目标是维持尿酸水平在正常范围内，以防止痛风发作。在这一阶段，适当的饮食选择对于控制病情非常关键。以下是一些在痛风发作间歇期推荐的饮食建议。

1.适度控制嘌呤摄入

推荐食用：大多数蔬菜（如胡萝卜、西蓝花、甜椒等）、水果（如苹果、梨、柑橘等）、全谷物（如糙米、燕麦等）、低脂乳制品（如低脂牛奶和酸奶）等。

限制食用：应避免或严格限制高嘌呤食物，如动物内脏、红肉、某些海鲜、高嘌呤的豆类（如绿豆和黄豆）等。

2.保持适量的水分摄入

每天应喝足够的水（建议至少8杯），可帮助稀释尿酸并促进其通过尿液排出。

3.限制酒精和含糖饮料

酒精，特别是啤酒和烈酒，可以显著增加尿酸水平，应避免或严格限制。含糖饮料和其他甜饮料可以促进尿酸生成，应限制摄入。

4. 选择低嘌呤蛋白质源

蛋类、豆腐、部分鱼类等食物是低嘌呤的蛋白质来源，适合痛风患者食用。

5. 低脂乳制品

低脂乳制品不仅可以提供钙和蛋白质，还有助于降低尿酸水平。

在痛风发作间歇期，坚持以上饮食建议对预防未来痛风发作非常重要。同时，应定期检测尿酸水平，并与医疗专业人员讨论饮食计划，以确保个体健康需求得到满足。另外，保持适当的体重和进行适度的运动对控制痛风有重要帮助。日常饮食中，也可以考虑咨询营养师，以制订适合自己的详细饮食计划。

（四）慢性痛风期

慢性痛风期是指痛风长期存在，可能伴随频繁的痛风发作或持续的关节症状。在这个阶段，合理的饮食选择对于控制尿酸水平、缓解症状和预防痛风发作至关重要。以下是慢性痛风期推荐的饮食建议。

1. 持续低嘌呤饮食

推荐食用：大多数蔬菜（如西蓝花、胡萝卜、甜椒等）、水果（如苹果、梨、柑橘等）、全谷物（如糙米、燕麦等）、低脂乳制品（如低脂牛奶和酸奶）等。

限制食用：高嘌呤食物如动物内脏、红肉、某些海鲜、高嘌呤的豆类（如绿豆和黄豆）等。

2. 丰富的抗炎食物

水果和蔬菜：多吃水果和蔬菜，如苹果、樱桃、柑橘、西蓝花、菠菜等，它们含有丰富的抗氧化剂和维生素，有助于减轻炎症。

富含ω-3脂肪酸的食物：如鲑鱼、鲈鱼和亚麻籽，这些食物有助于减轻炎症。

3.限制酒精和含糖饮料

酒精，尤其是啤酒和烈酒，可显著提高尿酸水平，应避免或严格限制。

含糖饮料和其他甜饮料可以促进尿酸生成，应限制摄入。

4.充足的水分摄入

每天至少8杯水，总量达到2L，有助于稀释尿酸并促进其通过尿液排出。

5.低脂乳制品

低脂牛奶和酸奶不仅能提供钙和蛋白质，还有助于降低血尿酸水平。

6.适量的低嘌呤蛋白质来源

蛋类、豆腐、部分鱼类等食物是低嘌呤的蛋白质来源，适合痛风患者食用。

7.维持健康体重

体重管理：超重或肥胖可以增加尿酸生成和减少尿酸排泄。通过适当的饮食和适量运动，保持健康的体重，这对于控制痛风非常重要。

慢性痛风期，遵循以上饮食建议对预防未来痛风发作非常关键。同时，定期与医疗专业人员合作，监测健康状况和调整治疗方案，以确保长期的健康管理。日常饮食中，也可以考虑咨询营养师，以确保膳食平衡并满足身体的营养需求。

小贴士

痛风合并其他疾病的饮食建议

当痛风合并其他疾病如高血压、糖尿病、肾病或心脏病时，食物选择变得尤为重要，因为需要同时管理多种健康状况。合理的饮食计划可以帮助减轻这些疾病的症状，同时控制痛风。以下是痛风合并其他疾病时的饮食建议。

1.低钠食物（针对高血压）

减少盐的摄入，选择未加工和低钠的食物。避免高钠食物如腌制食品、加工食品和某些快餐。

2.低糖、高膳食纤维食物（针对糖尿病）

选择全谷物、高膳食纤维的蔬菜和水果，避免高糖食物和精制碳水化合物，确保血糖控制在健康范围内。

3.低蛋白、低钾食物（针对肾病）

如果肾功能不全，可能需要限制蛋白质的摄入量，特别是动物性蛋白质。避免高钾食物如香蕉、橙子和土豆，特别是在终末期肾病阶段。

4.低脂肪食物（针对心脏病）

① 选择富含ω-3脂肪酸的食物，如鲑鱼和亚麻籽，有助于改善心脏健康。

② 限制饱和脂肪酸和反式脂肪酸的摄入，选择瘦肉和低脂乳制品。

5.抗炎食物（针对所有合并症）

选择抗炎食物如樱桃、浆果、坚果、富含ω-3脂肪酸的鱼类和橄榄油等，有助于减轻炎症和促进整体健康。

6.充足的水分摄入

保持充足的水分摄入，除非医生另有指示（如容量负荷较重的肾脏病患者可能需要限制水分摄入）。

在处理合并症时，饮食的调整需要根据个人的具体医疗状况和专科医生的指导来进行。因此，与医疗专业人员和/或营养师密切合作，制订适合自己健康状况的个性化饮食计划是非常重要的。

三、中、低嘌呤食物搭配

（一）主食类

1.全麦面包和低脂奶酪

（1）全麦面包：全麦面包含有较低的嘌呤量，是健康饮食的一部分。

（2）低脂奶酪：奶酪是低嘌呤的优质蛋白质来源，低脂奶酪可以帮助控制总热量摄入。

2.糙米或藜麦

（1）糙米：与白米相比，糙米含有更多的膳食纤维和其他营养物质，嘌呤含量也不高。

（2）藜麦：藜麦是一种营养丰富的粮食，含有完整的氨基酸谱，是优质的植物性蛋白质来源，且嘌呤含量低。

3.土豆泥配烤蔬菜

（1）土豆泥：土豆是低嘌呤食物，可以制成土豆泥，既美味又富有营养。

（2）烤蔬菜：选择如胡萝卜、南瓜、甜菜等低嘌呤蔬菜，经烤制后风味佳，营养丰富。

4.白面包搭配果酱

（1）白面包：虽然营养价值较低，但嘌呤含量不高。

（2）果酱：选择无糖或低糖的果酱，可增加面包的风味，不增加嘌呤负担。

5.意面配番茄酱

（1）意面：普通的意面嘌呤含量低，适合作为主食。

（2）番茄酱：自制或市售的低钠番茄酱可以增加菜肴的味道。

6.小米粥

小米嘌呤含量低，非常适合需要低嘌呤饮食的人群。

7.素食汉堡

选择全麦汉堡胚搭配豆类制成的汉堡排，这种素食汉堡既能满足口感需求，又符合低嘌呤饮食的要求。

这样的搭配不仅契合低嘌呤饮食的原则，还兼顾了营养均衡，有助于维持健康体重和整体健康状态。在制订饮食计划时，建议结合个人口味偏好、营养需求及特定医疗状况（如肾功能、过敏情况等）进行个性化调整。

（二）蔬菜类

1. 烤蔬菜拼盘

蔬菜选择：红椒、黄椒、西葫芦、茄子和番茄。这些蔬菜嘌呤含量低，丰富的色彩和口感可以使餐盘更加吸引人。

调味：使用橄榄油、蒜末、少量海盐和黑胡椒进行调味。

2. 蒸蔬菜与豆腐

蔬菜选择：西蓝花、胡萝卜和雪豆。这些都是嘌呤含量较低的蔬菜，含有丰富的维生素和矿物质。

搭配：加入豆腐作为蛋白质来源，豆腐是一种低嘌呤的优质蛋白来源。

3. 沙拉

蔬菜选择：生菜、黄瓜、甜椒和萝卜。这些蔬菜含水量高，嘌呤含量低。

调味：使用一款简单的调味酱，如橄榄油和苹果醋混合，加入一点蜂蜜和芥末增加风味。

4. 蔬菜汤

蔬菜选择：南瓜、胡萝卜和土豆。这些蔬菜可以做成浓郁的蔬菜汤，既健康又美味。

口味增强：可加入洋葱和大蒜提味，使用低钠蔬菜汤底。

5. 炒蔬菜

蔬菜选择：豌豆、芦笋和青椒。这些蔬菜在快炒时能保持清脆的口感，嘌呤含量也不高。

调料：使用少量的酱油（选择低钠类型）、芝麻油和生姜增添风味。

6. 烤素食披萨

蔬菜选择：西红柿、洋葱、菠菜和蘑菇等。它们不仅能为披萨增添风味，还符合低嘌呤饮食的要求。

基底：使用全麦披萨面饼，涂抹一层低钠番茄酱，撒上少量低脂奶酪。

这些蔬菜搭配不仅嘌呤含量低，而且富含膳食纤维、维生素和矿物质，对维持健康的饮食模式大有益处。

（三）肉类

在选择肉类食品时，痛风患者或需要控制血尿酸水平的人群需要格外小心，因为某些类型的肉类含有高量的嘌呤。但有一些肉类嘌呤含量不高，可以适度地融入饮食中。

1. 鸡胸肉

肉类选择：去皮的鸡胸肉含脂肪量低，是优质蛋白质的来源。

搭配：可以将鸡胸肉煮熟后切丁，加入到沙拉中，或者用橄榄油和香草烤制，搭配一份蒸蔬菜。

2. 火鸡肉

肉类选择：火鸡肉尤其是火鸡胸肉，也适合作为蛋白质的来源。

搭配：烤火鸡肉切片，配上全麦面包和生菜、番茄制作三明治。

3. 猪瘦肉

肉类选择：优先选择猪瘦肉（如猪里脊肉）作为蛋白质来源。相比其他猪肉部位，其嘌呤含量较低，更适合痛风患者控制嘌呤摄入。

搭配：猪瘦肉可以煮熟后切片加入到蔬菜中，使用低钠酱油和生姜、大蒜调味。

4.牛瘦肉

肉类选择：虽然红肉通常嘌呤含量较高，但选择瘦的牛肉切片，并控制摄入量，可以适当添加在低嘌呤饮食中。

搭配：可加入蔬菜如洋葱、甜椒和番茄。

（四）海鲜类

尽管许多海鲜因其较高的嘌呤含量而通常不被推荐给痛风患者或者需要控制血尿酸水平的人群，但仍有一些海鲜嘌呤含量不高，可以适度包含在饮食中。

1.鲈鱼

海鲜选择：鲈鱼嘌呤含量相对较低，适合适量食用。

搭配：蒸鲈鱼，配以姜丝和少量的酱油（选择低钠酱油），可以配备一些清蒸的白米饭和蒸青菜。

2.鲳鱼

海鲜选择：鲳鱼也是嘌呤含量相对较低的海鲜，适合痛风患者适量食用。

搭配：可以将鲳鱼煎熟，搭配一些轻拌蔬菜沙拉，如生菜、黄瓜和番茄，用适量橄榄油和柠檬汁调味。

3.三文鱼

海鲜选择：虽然三文鱼的嘌呤含量不算特别低，但它富含ω-3脂肪酸，适量食用对健康有益。

搭配：烤三文鱼，撒一些迷迭香和蒜末，搭配烤土豆和胡萝卜等蔬菜。

4.虾

海鲜选择：虾的嘌呤含量比较中等，适量食用通常是安全的。

搭配：可以做成虾仁沙拉，加入生菜、番茄和牛油果，使用酸奶或低脂蛋黄酱作为调味料。

当选择这些海鲜作为食材时，关键在于量的控制和烹饪方法的选择。建议使用蒸、煮或烤的烹饪方式，而避免油炸或重口味的烹调方法，这样可以保持食物的较低嘌呤特性，同时也更为健康。同样重要的是，尽管这些海鲜嘌呤含量相对较低，仍然需要按照医生的建议适量摄入。

（五）其他

1.水果类

水果大多数都是低嘌呤的，但仍需注意部分水果中的嘌呤含量稍高，应适量食用。

苹果和梨：嘌呤含量低，且富含膳食纤维和维生素。

橙子和柚子：柑橘类水果不仅嘌呤含量低，还能提供丰富的维生素C，有助于增强免疫力。

2.坚果类

坚果虽然嘌呤含量不高，但热量较高，需注意控制摄入量。

杏仁和核桃：含有健康的脂肪和蛋白质，适合适量食用。

亚麻籽和奇亚籽：可以加入到早餐麦片或者酸奶中，提供ω-3脂肪酸和膳食纤维。

3. 豆类及豆制品

豆类虽然是良好的蛋白质来源，但某些豆类（如黄豆和绿豆）嘌呤含量较高，应适量食用。

豆制品：豆腐、豆浆等豆制品嘌呤含量较低，适合适量食用。

4. 乳制品

乳制品一般嘌呤含量很低，是痛风患者的安全选择。

低脂牛奶和酸奶：含钙量高，有助于骨骼健康。

低脂奶酪：可以用作小吃或加入到三明治和沙拉中。

四、预防痛风，调料很重要

（一）使用低盐调料

低盐调料在预防和管理痛风中的作用主要体现在对血压的控制上。高盐饮食与高血压有关，而高血压是痛风和高尿酸血症常见的合并症之一。以下是使用低盐调料对预防痛风的一些益处。

1. 减少心血管疾病风险

使用低盐调料有助于控制血压，从而减少心血管疾病的风险。对于痛风患者来说，这一点尤其重要，因为他们更容易患有心血管疾病。

2. 改善肾功能

降低盐的摄入量可以减轻肾脏的负担，保护肾功能。由于肾脏是调节体内尿酸排泄的主要器官，维护其健康对于控制血尿酸水平至关重要。

3.降低尿酸水平

通过减少盐的摄入并控制血压，可以帮助改善尿酸的排泄，有助于降低血尿酸水平，减少痛风的发作风险。

4.减少炎症

高盐饮食与体内炎症水平的增加相关。减少盐的摄入可以帮助减少炎症，这对于痛风患者来说是有益的，可以减少痛风发作的风险及症状的严重程度。

5.整体健康促进

使用低盐调料可以促进更健康的饮食习惯，如增加蔬菜和水果的摄入，减少加工食品和高盐食品的摄入。这些改变有助于改善整体健康状况，包括体重控制和营养素摄入的平衡，进而有利于痛风管理。

总体而言，虽然低盐调料本身并不直接影响尿酸水平，但其对血压和肾功能的积极影响可以间接帮助管理痛风和预防其并发症。

（二）选择低嘌呤调料

选择低嘌呤调料是痛风患者饮食管理的重要环节。痛风的发病机制与体内尿酸水平过高密切相关，而尿酸主要由嘌呤代谢产生，因此减少食物中嘌呤的摄入是预防和控制痛风的关键措施之一。在这一过程中，低嘌呤调料能发挥积极作用。

1.降低尿酸水平

直接作用：低嘌呤调料，如香草、某些香料（如姜、肉桂）和柠檬汁，可以替代高嘌呤调料，如肉汁和酱油，从而帮助降低食物中的总嘌呤含量，进一步减少尿酸的生成。

2. 减少痛风发作

间接作用：通过减少嘌呤的摄入，低嘌呤调料有助于降低血尿酸水平，从而减少痛风发作的频率和严重程度。

3. 促进健康饮食习惯

鼓励选择健康饮食方式：使用低嘌呤调料有助于引导人们更多地选用新鲜食材（如蔬菜、水果等健康食物），减少加工食品和红肉的摄入，而这种饮食模式正是痛风患者所需要的。

4. 提供抗炎作用

潜在好处：部分低嘌呤调料（如姜、肉桂）具有天然的抗炎特性，有助于缓解痛风引发的炎症症状。

5. 改善口味而不增加痛风复发风险

风味提升：低嘌呤调料既能为食物增添风味，又不会增加痛风复发的风险，让痛风患者在享受美味的同时，无需担忧对健康造成不利影响。

总之，使用低嘌呤调料是痛风患者在日常饮食管理中的一种有效策略。它们不仅有助于控制尿酸水平，减少痛风复发的风险，同时也能改善患者的整体饮食质量。

（三）适量食用香料

适量食用香料对于预防痛风和管理痛风症状有益。许多香料不仅能增强食物的风味，还有抗炎和抗氧化作用，这对痛风患者尤为重要。

1.抗炎作用

许多香料，如姜、肉桂、咖喱粉和姜黄，具有天然的抗炎特性。这些香料中的活性成分，如姜黄中的姜黄素，可以帮助减少体内的炎症反应，从而有助于减轻痛风的症状。

2.抗氧化作用

香料，如丁香、肉桂和迷迭香，富含抗氧化剂，可以帮助中和自由基，减少氧化应激，这与体内尿酸水平的调节和痛风的管理密切相关。

3.促进代谢

某些香料，如辣椒（含辣椒素）和肉桂，被认为可以提高新陈代谢，有助于维持健康体重和改善代谢。这对于控制痛风非常重要，因为体重管理可以帮助减少尿酸的产生和积累。

4.减少食物中高嘌呤成分的需求

使用香料增强食物的风味可能减少对高嘌呤食物（如大量红肉和海鲜）的依赖，从而有助于降低总体嘌呤摄入。

5.改善心血管健康

一些香料，如肉桂和姜，已显示出有助于改善血压和胆固醇水平。对于痛风患者而言，维护心血管健康尤为重要，因为他们面临较高的心血管疾病风险。

6.提高食欲和消化

香料可以刺激消化系统，改善消化效率，有助于更好地处理和排出体内废物，包括尿酸。

适量地食用香料可以为痛风患者带来多重健康益处，包括抗炎、抗氧化、改善代谢和心血管健康。然而，应注意不要过度食用某些可能引起胃部刺激的香料，尤其是在痛风急性发作期。

（四）食用健康油脂

食用健康油脂对于预防痛风和管理痛风症状有许多潜在好处。健康油脂，特别是富含单不饱和脂肪酸和多不饱和脂肪酸的油脂，如橄榄油、亚麻籽油、鱼油和核桃油等，可以提供重要的营养益处，对维护整体健康至关重要。以下是食用健康油脂对预防痛风的作用和好处。

1.抗炎作用

某些健康油脂，尤其是富含ω-3脂肪酸的油脂（如鱼油和亚麻籽油），具有强大的抗炎作用。ω-3脂肪酸可以帮助降低体内炎症水平，从而减少痛风发作的频率和严重程度。

2.改善心血管健康

健康油脂富含单不饱和脂肪酸和多不饱和脂肪酸，有助于降低低密度脂蛋白胆固醇（LDL-C）水平和提高高密度脂蛋白胆固醇（HDL-C）水平，对心血管系统具有一定的保护作用。对痛风患者而言，这一点至关重要，因为他们往往有较高的心血管疾病风险。

3.促进健康体重管理

适量的健康油脂有助于增强饱腹感，可以支持体重管理。体重控制对于降低血尿酸水平和痛风发生风险非常重要。

4.支持整体营养吸收

许多维生素（如维生素A、维生素D、维生素E和维生素K）是脂溶性的，需要脂肪才能被身体吸收。健康油脂有助于这些必需营养素的吸收，对维持健康至关重要。

5.抑制炎症反应

健康油脂中的脂肪酸可以调节体内的炎症途径，有助于控制炎症反应，对痛风患者来说，这可能帮助减轻关节炎症。

通过在饮食中适当增加健康油脂，痛风患者不仅可以享受到减轻炎症和改善心血管健康的好处，还可以帮助控制体重和改善整体营养状况。但重要的是要适量食用，因为所有类型的脂肪都是高热量的，过量摄入可能导致体重增加。

第三节　有助于预防痛风的食物介绍

一、芹菜籽

芹菜籽（图5-4）是芹菜植物开花后结出的籽粒，通常在芹菜成熟后采收。因其独特的香气和风味，既被广泛用作烹饪香料（尤其在印度料理中，常被用于制作咖喱及其他混合香料），同时具有助消化、利尿、缓解风湿性疼痛等健康益处。

（一）芹菜籽的历史

芹菜籽的应用历史可追溯至古代，在草药学领域有着悠久的使用传统。古埃及时期，芹菜籽已被用作药材，用于治疗多种疾病；古希腊与古罗马文献中，希波克拉底、普林尼等学者也记载了其医疗用途，包括舒缓疼痛、改善消化功能等。中世纪时，欧洲草药师广泛将其用于风湿病、关节炎等病症的治疗。在东方传统医学体系中，芹菜籽被用于缓解水肿、高血压等症状。直至今日，芹菜籽仍在草药学中发挥作用，常作为天然利尿剂使用，也用于辅助抗炎、促进消化；其提取的芹菜籽油还被应用于芳香疗法和按摩领域。

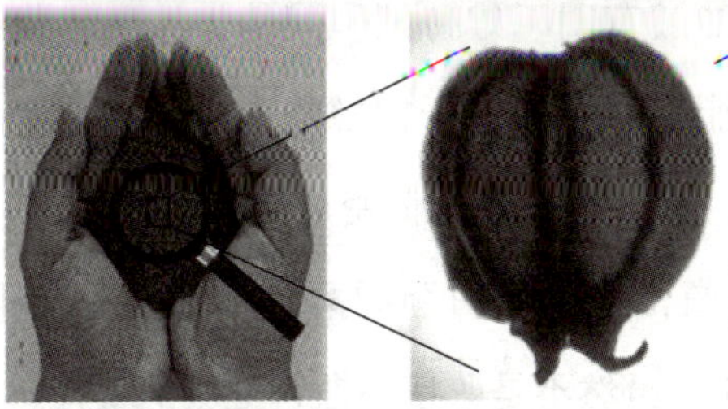

图5-4　芹菜籽

（二）芹菜籽的营养成分

芹菜籽包含多种有益成分，这些成分给健康带来了多种潜在好处。

1.挥发油

芹菜籽中的挥发油是一类具有重要生物活性的成分，兼具潜在的药用与食用价值。其化学组成复杂，包含多种挥发性物质，这些成分共同赋予了芹菜籽独特的香气与味道。芹菜素是挥发油中的主要成分之一，不仅带有特殊香味，还具有药用属性，如利尿；柠檬烯作为常见香气化合物，广泛存在于包括芹菜籽在内的多种植物和水果精油中；α-萜烯则是构成芹菜籽油独特香气的重要成分；α-蒎烯与β-蒎烯在自然界中分布广泛，为芹菜籽油带来木质香与清新感。基于这些特性，芹菜籽挥发油在食品添加剂、香料及草药学领域应用广泛：在食品工业中可用于调味，增添独特香气与风味；在传统医学中，常被用于抗炎或利尿。需要注意的是，由于其活性成分作用较强，使用时需严格控制剂量，避免过量引发不适。

2.脂肪酸

芹菜籽中的脂肪酸成分对人体健康具有多种益处。这些脂肪酸主要包括不饱和脂肪酸，特别是ω-6脂肪酸家族成员。亚油酸是一种多不饱和ω-6脂肪酸，是人体必需的脂肪酸。亚油酸有助于维持细胞膜的健康和正常的细胞功能。油酸主要是一种单不饱和脂肪酸，常见于橄榄油中，但在芹菜籽中也有一定含量。油酸对心血管健康有益，帮助降低低密度脂蛋白胆固醇（LDL-C，“坏胆固醇”）水平，同时提高高密度脂蛋白胆固醇（HDL-C，“好胆固醇”）水平。棕榈酸是一种饱和脂肪酸，虽然不是改善心血管健康的最佳选择，但在适量摄入的情况下仍是能量重要来源。芹菜籽中的这些脂肪酸可以提供多种健康益处，包括维护心血管健康、维持细胞结构和发挥抗炎作用。然而，由于芹菜籽中的脂肪酸含量相对较低，它们通常不作为主要的脂肪酸来源。在膳食中合理搭配多种脂肪酸，能更好地发挥健康效益。

3.抗氧化剂

芹菜籽富含多种抗氧化成分，其综合作用使芹菜籽成为具有潜力的草药补充剂，尤其在增强机体抗氧化防御能力方面表现突出。芹菜籽中含有丰富的类黄酮，这类物质具有强大的抗氧化与抗炎特性，能减轻炎症反应并抵御氧化应激对机体的损伤；同时包含咖啡酸、阿魏酸、绿原酸等酚酸类，不仅具备抗氧化、抗炎及防御微生物作用，对心血管健康维护尤为有益；此外，其中的木脂素具有抗氧化作用，可帮助身体抵御环境因素带来的压力。这些抗氧化成分通过协同作用，帮助机体抵抗氧化应激、减少自由基对细胞的损伤，进而在预防慢性疾病（如心血管疾病、糖尿病、部分肿瘤）、改善免疫功能及维持机体健康方面发挥积极作用。

4.矿物质

芹菜籽含有多种对人体有益的矿物质，如钙、镁、铁、锰、锌等。钙是维持骨骼健康与神经传导的关键物质，而芹菜籽是钙的良好来源；镁对心脏健康、肌肉功能及神经系统正常运作至关重要，还参与体内超过300种酶的活性调节；铁可用于合成血红蛋白及多种重要酶，协助氧气在体内的运输；锰在骨骼发育、酶活化、抗氧化中发挥作用；锌则是免疫系统正常运作、细胞分裂、伤口愈合及蛋白质与DNA合成所必需的营养元素。这些矿物质协同作用，从多方面维持人体生理功能，包括维护骨骼健康、增强免疫功能、促进心血管健康及维持正常代谢过程。因此，芹菜籽可作为这些矿物质的天然补充来源，尤其适合希望通过天然食物增加营养摄入的人群。不过需要注意的是，芹菜籽通常并非这些矿物质的主要来源，因此建议将其与其他富含同类矿物质的食物搭配食用，以确保矿物质的充足摄入。

5.膳食纤维

芹菜籽中含有一定量的膳食纤维，尽管其并非膳食纤维的主要来源，但可作为日常饮食中膳食纤维摄入的补充。膳食纤维对人体健康有多方面益处：促进肠道蠕动，预防便秘；延缓食物中糖分的吸收，有助于减少餐后血糖波动；部分类型的膳食纤维可降低胆固醇和甘油三酯水平，从而减少心血管疾病发病风险；同时，膳食纤维带来的饱腹感可减少餐间饥饿感，有助于控制体重。虽然芹菜籽的膳食纤维含量不算丰富，但作为饮食中的补充，既能为汤类、炖菜、面包等菜肴增添独特香气与风味，也能在一定程度上增加食物的膳食纤维含量。

6.维生素

芹菜籽中含有一定量的维生素，如维生素K、维生素E、B族维生素等，这些维生素有助于维持人体的正常生理功能。芹菜籽含有维生素K，可促进凝血因子合成，帮助钙盐在骨骼的沉积，从而促进血液凝固和维持骨骼健康。维生素E作为一种抗氧化剂，有助于保护细胞免受氧自由基的损害，对皮肤健康尤其重要。芹菜籽中还含有B族维生素，如烟酸（维生素B_3）、维生素B_2（核黄素）、维生素B_1（硫胺素）等，这些维生素对于维持能量平衡、神经系统健康和新细胞生成都是必需的。虽然芹菜籽不是维生素的主要来源，但仍能为日常饮食提供一些额外的维生素补充。

（三）芹菜籽降尿酸的科学依据

芹菜籽被认为可以帮助降低尿酸水平，主要是因为其具有利尿和抗炎作用。关于芹菜籽降低尿酸水平的科学依据，主要来自以下几方面的研究和理论。

1.利尿作用

芹菜籽含有的挥发油和其他化合物（如芹菜素和柠檬烯）被认为具有利尿作用，有助于增加尿量，从而促进尿酸的排泄，减少体内尿酸的蓄积。

2.抗炎特性

芹菜籽中的抗氧化剂，如类黄酮和酚酸类化合物，可以帮助减少机体的炎症反应。炎症是高尿酸血症和痛风的关键因素之一，通过控制炎症，可以缓解痛风患者的红、肿、热、痛症状。

3.抗氧化作用

芹菜籽中的抗氧化剂有助于抵抗氧自由基损伤，氧自由基与多种代谢障碍有关，包括尿酸过高。

尽管存在这些理论和初步研究，目前对芹菜籽降低尿酸水平的效果仍需更多科学证据来支持。目前的研究规模较小，而且是基于动物模型或体外实验，人体临床试验的数据相对有限。

因此，虽然芹菜籽可能对降低尿酸水平有一定的帮助，但在将其作为高尿酸血症或痛风的主要干预措施之前，仍需要更多的循证医学证据验证其效果和安全性。对于想尝试使用芹菜籽来帮助管理尿酸水平的人来说，建议咨询医疗专业人员，以确保这种自然疗法适合自己的健康状况并且不会与已有的治疗方案冲突。

（四）芹菜籽的安全性及食用建议

1.安全性

虽然芹菜籽作为一种天然的补充剂具有多种健康益处，但在使用前需要了解其安全性，以避免可能的副作用。

（1）有些人可能对芹菜籽或其中的成分（如芹菜素）过敏。过敏反应的症状可能包括皮肤瘙痒、皮疹，严重者可出现呼吸困难等。

（2）孕妇和哺乳期妇女应避免食用芹菜籽。芹菜籽中的某些化合物（如芹菜素）可能对她们产生不利影响，包括刺激子宫和可能引发流产。

（3）芹菜籽可能与某些药物相互作用，尤其是那些影响肝脏代谢的药物，因为芹菜籽可能影响药物的清除速率。此外，芹菜籽的利尿作用可能与利尿剂或其他影响血压的药物产生相互作用。

（4）芹菜籽含有芹菜素，高剂量的芹菜素可能导致严重的健康问题，包括肾脏损伤和神经系统问题。

（5）服用芹菜籽或其提取物时，应严格遵守推荐剂量。过量使用可能导致副作用，如胃部不适、过敏反应等。

（6）目前关于芹菜籽长期使用的安全性数据有限。长期或过量使用芹菜籽可能增加不良反应的发生风险。

鉴于这些潜在的安全问题，建议在开始使用芹菜籽作为补充剂或草药治疗前，应咨询医疗专业人员。专业的医疗建议可以帮助确定芹菜籽是否适合您的健康状况，并确保使用安全有效。同时，应监测身体的反应，并在出现任何不适或疑虑时及时与医生沟通。

2. 食用建议

芹菜籽凭借其独特的风味和潜在的健康益处，常被用作调味料或草药补充剂。以下是关于其食用的具体建议。

（1）控制初始剂量：由于芹菜籽可能引发过敏反应或其他副作用，初次使用时应从较小剂量开始，逐步增加并密切观察身体反应，确保安全耐受。

（2）烹饪调味应用：可作为调味料添加到汤、炖菜、面包、腌菜等食物中，通常在烹饪过程中加入，以增强菜肴的风味与香气；制作调味黄油或奶油时，加入少量芹菜籽粉，用于涂抹面包或烤肉，可以增加菜肴的风味和营养价值。

（3）补充剂规范使用：若选择胶囊、提取物等补充剂形式，需严格遵循产品说明或医疗专业人员的指导，避免擅自调整用量。

（4）合理搭配增效：结合其利尿、抗炎的特性，可与金银花、绿茶等具有类似健康功效的草药或食物搭配使用，以更好地发挥协同作用。

（5）作为茶饮：芹菜籽可以泡水喝，具有一定的利尿作用，有助于清除体内多余的尿酸。可将1茶匙芹菜籽放入杯中，加热水浸泡10分钟后饮用。

二、酸樱桃

酸樱桃（图5-5）是樱桃的一个品种，属于蔷薇科。与我们常见的甜樱桃不同，酸樱桃果实较小，酸味较强，多用于烹饪和制作甜点，如馅饼、果酱和糖果等。酸樱桃的树木通常比甜樱桃的树木更矮小，且其耐寒能力更强，更适合在较冷的地区种植。

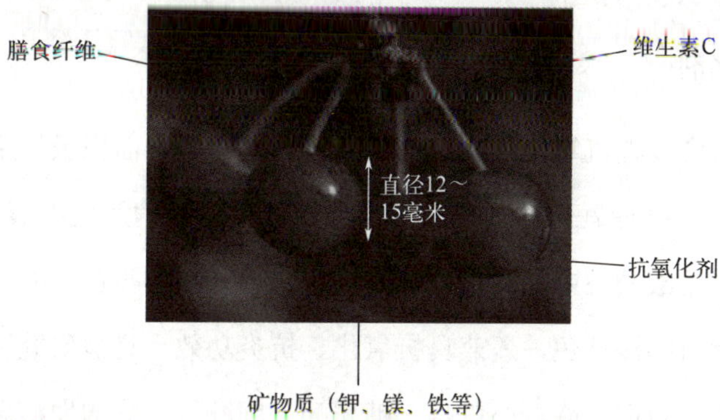

图5-5 酸樱桃

（一）酸樱桃的历史

酸樱桃的历史源远流长且兼具多元文化印记。早在古希腊时期，酸樱桃已进入栽培与消费阶段，后随文明交流传入古罗马。中世纪时期，酸樱桃在欧洲广泛种植，被用于食品制作、药用及装饰等。16世纪，欧洲殖民者将其引入北美，后来美国的密歇根、威斯康星等地区成为酸樱桃的主要产区。在应用层面，酸樱桃被广泛用于制作果酱、果汁、糕点及酒类饮品（如樱桃利口酒等）。

（二）酸樱桃的营养成分

酸樱桃富含多种营养成分，以下是一些主要的营养成分。

1.维生素C

酸樱桃是维生素C的一个重要来源，维生素C对增强免疫、维持皮肤健康以及促进伤口愈合非常重要。维生素C是支持免疫系统的关键营养素，有助于提高白细胞的功能，在抵御感染方面起着至关重要的作用。维生素C有助于胶原蛋白合成，胶原蛋白是皮肤、骨骼、肌腱等结缔组织的主要成分。维生素C能增加非血红素铁的吸收，有助于预防贫血。

2.抗氧化剂

酸樱桃富含多种抗氧化剂，这些成分对健康有多方面积极作用：它们能中和体内自由基，减轻氧化应激，从而预防多种慢性疾病及延缓衰老相关损伤。其中，花青素是酸樱桃中最具代表性的抗氧化剂。作为类黄酮的一种，它不仅赋予酸樱桃特有的深红色，还兼具抗氧化、抗炎功效，且被研究证实可能具有潜在抗癌作用，有助于降低心脏病、糖尿病、肥胖等疾病的发病风险。除花青素外，酸樱桃还含有槲皮素、橙皮苷等其他类黄酮，同样具备抗氧化与抗炎特性。此外，酸樱桃中含有的维生素C也是一种强效抗氧化剂，能增强免疫力、促进皮肤健康；其含有的β-胡萝卜素及其他类胡萝卜素，在体内可转化为维生素A，对维护眼部健康和免疫系统功能至关重要。

3.膳食纤维

酸樱桃不仅因鲜艳的色泽和独特的酸味深受喜爱，丰富的膳食纤维含量使其成为高营养价值的食物。膳食纤维作为维持消化系统健康的关键成分，能促进肠道蠕动、调节肠道菌群、预防便秘，确保消化系统顺畅运作；同时，膳食纤维能产生饱腹感，有助于控制食欲和体重。此外，适量摄入膳食纤维与降低心脏病、糖尿病及结肠癌等疾病的发病风险相关，且能延缓食物中糖分的吸收，帮助维持血糖稳定。

需要注意的是，酸樱桃汁虽为常见饮品，但加工过程中可能损失部分膳食纤维，选择含果肉的产品可最大限度保留膳食纤维。

4.矿物质

酸樱桃含有多种对健康有益的矿物质。酸樱桃是钾、镁的良好来源，钾是维持血压和心脏功能所必需的矿物质，也有助于维持肌肉和神经功能；镁在身体中的作用包括维持骨骼健康、促进能量平衡和维持正常的神经和肌肉功能。此外，酸樱桃可为身体提供少量铁，铁是一种重要的矿物质，用于制造血红蛋白和运输氧气。酸樱桃中的矿物质可促进尿酸的排泄。

（三）酸樱桃与尿酸水平

研究表明，酸樱桃可通过多种途径调节尿酸水平，在痛风及高尿酸血症相关疾病研究中备受关注。具体机制包括：

1.抗炎作用

酸樱桃含有丰富的抗氧化剂，尤其是花青素，该物质已被证实具有抗炎特性。痛风是由尿酸水平过高引起的疾病，炎症是痛风发作的一个重要因素。花青素能够抑制炎症介质的生成。这些炎症介质，如环氧化酶-2（COX-2）、肿瘤坏死因子-α（TNF-α）和白细胞介素（如IL-1β和IL-6），在许多炎症过程中起关键作用。通过降低这些炎症介质的水平，有助于减轻炎症反应。花青素也能抑制某些特定的酶，这些酶在炎症反应中扮演重要角色，如环氧化酶和硝基还原酶。花青素通过抑制这些酶的活性减轻炎症和疼痛。花青素作为强效的抗氧化剂，能够中和自由基，减轻由氧自由基引起的氧化应激，从而间接减轻炎症。自由基的蓄积与许多慢性疾病的炎症状态有关。花青素能抑制核因子

κB（NF-κB）的激活。NF-κB是一种在炎症和免疫反应中非常重要的转录因子，其激活可以促进炎症相关基因的表达。由于这些抗炎特性，花青素在临床上用于预防和治疗多种炎症相关性疾病。花青素的这些健康益处提示我们，在日常饮食中适量增加富含花青素的食物，对于维护整体健康和预防慢性疾病具有潜在益处。

除了花青素外，酸樱桃还含有其他一些可能有助于抗炎的天然化合物，如类黄酮和其他植物营养素。有研究证实，酸樱桃中的槲皮素可抑制NLRP3炎症小体激活。总的来说，这些成分有助于缓解与痛风相关的炎症反应。

2. 促进尿酸排泄

酸樱桃可能有助于增加尿量，从而通过尿液排泄更多的尿酸，以帮助降低血液中的尿酸水平。酸樱桃中的矿物质（如钾和镁），对于碱化尿液、促进尿酸的排泄有一定作用。

尽管酸樱桃理论上可能有助于管理尿酸水平和痛风症状，但关于酸樱桃对尿酸和痛风的具体影响，仅一些小规模研究显示其能降低尿酸水平，仍需要更多大规模、长期的研究来验证其临床意义。如果考虑使用酸樱桃作为自然疗法来管理尿酸水平，建议先与医疗专业人员讨论。

（四）酸樱桃的安全性及食用建议

1. 安全性

酸樱桃通常被认为是安全的，可以作为日常饮食的一部分。然而，就像任何食物或补充剂一样，食用酸樱桃也可能有一些潜在的副作用，尤其是在特定情况下或大量摄入时。

（1）过敏反应虽然不常见，但有些人可能对酸樱桃或其他樱桃品种有过敏反应。过敏反应的症状可能包括皮肤发痒、嘴唇肿胀、呼吸困难等。

（2）大量摄入酸樱桃（特别是鲜果或果汁）可能会导致胃肠道不适，如腹痛、腹泻或消化不良。

（3）药物相互作用。目前明确的药物相互作用报告较少，但理论上，酸樱桃中的某些成分可能影响部分药物的代谢。例如，酸樱桃可能增强抗凝药物的效果，因此正在服用此类药物者需在医生指导下食用，并加强监测。

（4）尽管酸樱桃的糖分比甜樱桃低，但它们仍然含有果糖。糖尿病患者或需要控制血糖的人应注意其摄入量。

总的来说，大多数人可以安全地将酸樱桃作为健康饮食的一部分。然而，如果有特殊健康状况，比如患有糖尿病、正在接受药物治疗，或有已知的果实过敏史，最好在增加酸樱桃摄入量前咨询医疗专业人员。

2. 食用建议

酸樱桃的食用方式多样：新鲜或冷冻的果实可直接作为零食，或加入早餐燕麦、酸奶、沙拉中；也可用于制作派、蛋糕、面包等烘焙食品，或熬制成果酱。以下是一些关于如何食用酸樱桃的建议。

（1）控制分量：一般来说，每天吃一小碗酸樱桃或喝一小杯酸樱桃果汁是合适的。

（2）烹饪和烘焙：酸樱桃可用于制作多种美食。它们可以用来做派、蛋糕、面包，或者作为肉类菜肴的辅料添加酸甜味。烹饪时加入一些甜味剂，如蜂蜜或糖，可以中和其酸味。

（3）制作果酱和果汁：酸樱桃是制作果酱和果汁的理想食材，其独特的酸味能丰富这些产品的风味层次，让口感更富层次感。

（4）保健饮品：酸樱桃汁被认为对健康有益，特别是对于运动员来说，每天饮用一小杯酸樱桃汁可以帮助缓解肌肉疼痛和促进恢复。

（5）作为零食：新鲜或冻干的酸樱桃可以直接作为零食食用。虽然酸樱桃较酸，但对喜欢酸味的人来说，这是一个不错的选择。

总之，酸樱桃不仅风味独特，还具备多种健康益处，但食用时需注意适量，并警惕可能的食物过敏或与药物的相互作用。

三、桦树汁

桦树汁（图5-6），也称为桦水，是从桦树（主要是白桦和银桦）的树干中提取的清澈液体。这种树液主要在春季收集，因为在这个时期桦树开始从根部吸收土壤中的水分，以帮助开花和叶片生长，从而产生大量的树液。

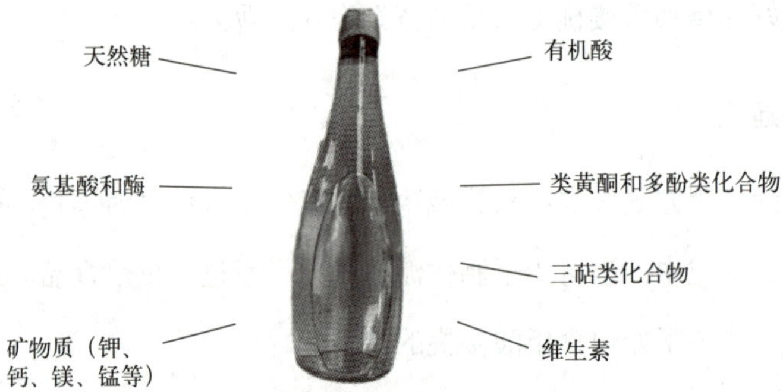
天然糖
有机酸
氨基酸和酶
类黄酮和多酚类化合物
三萜类化合物
矿物质（钾、钙、镁、锰等）
维生素

图5-6　桦树汁

（一）桦树汁的历史

桦树汁的历史可追溯至数千年前，因兼具饮用价值与健康益处而被长期珍视。历史上，桦树汁曾作为药用资源广泛应用，被用于辅助改善肾脏疾病、肝脏问题、皮肤病等多种健康状况，它的解毒作用与丰富的矿物质含量，使其成为备受青睐的自然疗法。在俄罗斯、芬兰、拉脱维亚、爱沙尼亚等桦树盛产地区，采集桦树汁不仅是一项标志性农事活动，更象征着冬去春来，成为人们庆祝自然复苏、聚会欢庆的重要内容。随着健康意识提升与天然产品风潮兴起，桦树汁逐渐走向商业化生产与包装，成为世界各地消费者认可的健康饮品选择。

（二）桦树汁的营养成分

桦树汁含有多种有益健康的营养成分，以下是一些主要的营养成分。

1.矿物质

桦树汁富含多种矿物质，每种矿物质都在人体生理活动中发挥着重要作用：钾是维持心脏健康的关键元素，不仅能调节体内水平衡、稳定正常血压，还有助于维持神经与肌肉的正常功能；钙作为骨骼和牙齿的主要组成成分，对保持骨骼强度与牙齿健康至关重要，同时还参与神经传导、肌肉收缩等重要生理过程；镁在能量代谢中扮演关键角色，同时也是维持心脏、肌肉及神经系统正常功能所必需的矿物质，且有助于维持血糖与血压的稳定；锰是多种酶的组成成分，对骨骼结构的形成和抗氧化防御系统的正常运转至关重要。

2.维生素

桦树汁中含多种维生素，其中维生素C含量为0.25 ～ 5mg/L。维生素C作为一种抗氧化剂，能够提升免疫系统的健康水平，并有效促进铁的吸收。桦树汁中还含少量B族维生素，如烟酸和核黄素等，这些维生素在细胞能量合成和新陈代谢中扮演关键角色，为身体的正常运作提供重要支持。

3.有机酸

桦树汁富含有机酸，其中包括柠檬酸和苹果酸。这些有机酸不仅为桦树汁增添了独特的天然风味，还对人体消化和代谢过程具有积极影响。它们能够促进消化液的分泌，帮助身体更好地吸收和利用营养物质，促进新陈代谢。

4.天然糖

桦树汁含有以果糖和葡萄糖为主的天然糖分，既赋予饮品自然甜味，又能快速补充能量；同时，其总糖含量较低，属于低热量健康饮品。

5.氨基酸和酶

桦树汁中含有17种氨基酸，如天冬酰胺、缬氨酸等，但它们的含量极低，对人体的实际贡献可以忽略不计。此外，桦树汁中还含有过氧化物酶和β-葡萄糖苷酶等多种酶类，但是这些酶的活性远低于人体内源酶，且无法确定其是否对人体具有直接的生理作用。

6.类黄酮和多酚类化合物

桦树汁中含有丰富的类黄酮和多酚类化合物，这些天然抗氧化剂具有抗炎和抗氧化功能。类黄酮不仅能够帮助清除体内的自由基，减缓细胞衰老的速度，还能够保护细胞免受自由基的伤害。此外，类黄酮还具有抗炎作用，能够抑制炎症介质的生成和释放，缓解炎症症状。桦树汁中的多酚类化合物也是强效的抗氧化剂，它们与类黄酮协同作用，进一步增强机体的抗氧化能力，保护心血管健康。

7.三萜类化合物

桦树汁中的三萜类化合物主要包括白桦脂醇、白桦脂酸和羽扇豆醇等，总含量为10～50mg/L，其中白桦脂醇占比最高（60%～80%）。这些成分具有显著的抗炎、抗氧化和抗肿瘤活性。例如，白桦脂酸能诱导癌细胞凋亡，白桦脂醇可以通过调节NF-κB通路来减轻炎症。桦树汁作为天然饮品，其三萜类化合物浓度不足以直接产生显著生理效果，但可作为辅助膳食成分。

桦树汁的营养成分使其具有多种健康益处，包括增强免疫力和提高抗炎作用。由于这些特性，桦树汁在许多地区被视为春季的健康补给品。

（三）桦树汁与痛风

桦树汁可能对痛风患者有一些益处，主要是由于它的几种特性和成分。

1.抗炎作用

桦树汁含有的类黄酮、多酚类和三萜类化合物成分可以抑制炎症通路激活，减少促炎因子的释放，有助于减轻由尿酸过多引起的关节炎症。

2.利尿作用

桦树汁具有利尿作用，可以帮助增加尿量，从而有助于清除体内多余的尿酸。通过促进尿酸的排泄，桦树汁可能有助于降低血尿酸水平，减少痛风发作的风险。

需要注意的是，尽管桦树汁存在上述潜在健康益处，但目前关于其针对痛风治疗的具体研究仍较为有限。因此，痛风患者可适量饮用桦树汁作为饮食辅助，来缓解痛风发作时的炎症反应，但无法替代药物治疗。

（四）桦树汁的食用建议

桦树汁是一种营养丰富的天然饮品，既可直接饮用，也可用于制作其他食品或饮料。

（1）饮用前检查：在饮用桦树汁之前，应确保是从可靠来源采集且经过适当处理的，以避免污染。最好选择未经过多加工的纯天然桦树汁。

（2）直接饮用：新鲜桦树汁可直接饮用，口感清甜淡雅，略带清新风味。

可根据个人喜好冷藏或加冰后饮用。

（3）稀释饮用：若觉得桦树汁味道过浓或不习惯，可加水或果汁稀释后饮用。

（4）制作发酵饮品：桦树汁可用于酿造桦水酒等发酵饮品。此类制作需掌握基本发酵技巧，通过调整糖分和酵母的用量来控制发酵过程。

（5）用作烹饪配料：桦树汁也可用于烹饪，如调制汤品、酱汁或腌料，为菜肴增添独特风味与营养。

（6）建议饮用量：桦树汁虽天然安全，但仍需适量饮用。一般建议每日摄入量为100～300毫升（约一杯），具体需根据个人身体状况调整。

（7）注意过敏反应：少数人可能对桦树汁成分过敏。饮用后如出现皮肤瘙痒、胃部不适或其他过敏症状，应立即停止饮用并咨询医生。

总之，桦树汁是一种营养丰富的健康饮品，适合日常饮用。但特定健康状况或易过敏人群饮用前建议咨询医生。

四、黄花菜

黄花菜（图5-7），俗称金针菜，是以百合科植物食用萱草的花蕾为原料经干燥制成的干菜。它在亚洲，尤其是中国、日本和韩国的料理中十分常见。黄花菜的金黄色彩在中国文化中象征着财富和繁荣，因此在重要节日和庆典中常常出现。此外，黄花菜因其独特的风味和口感，被视为高级精致的食材，常用于宴请贵宾和特殊场合。

（一）黄花菜的历史

在古代医药和烹饪书籍中，黄花菜常被提及作为药材和食材使用。如明代的《本草纲目》中就有黄花菜的详细描述，说明其药用价值和食用方法。中医认为黄花菜有清热、凉血、润肺等功效，常用于治疗热病后期虚弱、疮疡肿毒、咳嗽等。黄花菜也是受欢迎的食材，用于制作传统菜肴，如煮汤和炖品。随着时间的推移，黄花菜的生产从野生采集转向人工栽培，其产品也走向了全球市场。现代研究表明，黄花菜富含膳食纤维、维生素和矿物质，其健康益处仍在探索利用。

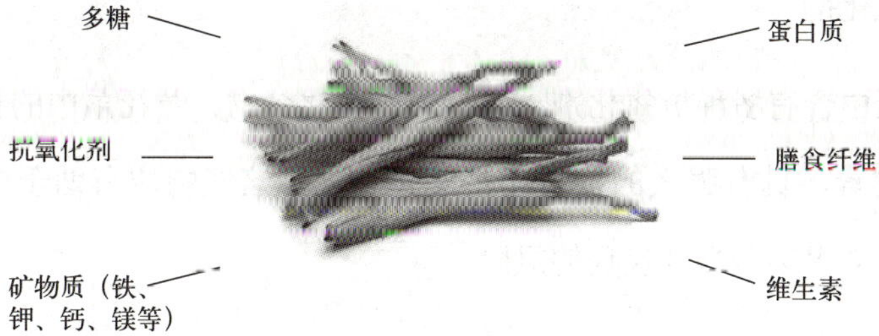

图 5-7　黄花菜

（二）黄花菜的营养成分

黄花菜具有很高的营养价值，主要包括以下营养成分。

1.蛋白质

黄花菜蛋白质含量较高，且含7种必需氨基酸，是植物性食物中较好的蛋白质来源之一。

2.膳食纤维

黄花菜中膳食纤维含量为8～10g/100g干重，并确认有助于促进肠道健康，防止便秘。

3.维生素

黄花菜含有丰富的维生素A和维生素C，以及一些B族维生素（如维生素

B_1、维生素B_2）。

4.矿物质

黄花菜含铁、钾、钙、镁等矿物质，可以改善贫血并支持骨骼和心血管健康。此外，这些矿物质在代谢后会产生碱性产物。

5.抗氧化剂

黄花菜中含有多种抗氧化剂，包括黄酮类化合物。黄花菜中的黄酮类化合物，如槲皮素，具有强大的抗炎和抗氧化特性。这些物质有助于中和氧自由基，可能降低患某些慢性疾病的风险。

6.多糖

黄花菜含有特定的多糖，已有研究表明这些多糖有免疫调节作用，能增强机体抗病能力。

这些营养成分使黄花菜成为了一种受欢迎的健康食品，尤其适合想要提高营养摄入的人群。

（三）黄花菜与痛风

黄花菜的嘌呤含量相对较低，所以不会像红肉、海鲜和酒精饮料等食物显著增加体内尿酸水平。因此，一般认为黄花菜对痛风患者是安全的。

1.抗炎作用

黄花菜含有抗炎物质，如黄酮类化合物，这些物质可以帮助减轻体内的炎症反应。炎症是痛风发作的关键因素之一，因此减少炎症有助于防止痛风发作。

2.促进排尿

黄花菜含有一定量的钾，这有助于维持正常的水分平衡，并促进尿液产生，从而有助于尿酸的排泄。通过增加尿量，可以帮助清除多余的尿酸，防止尿酸在关节中沉积形成结晶。

3.富含抗氧化剂

黄花菜富含抗氧化剂，如维生素C和其他抗氧化成分，这些成分有助于保护身体免受自由基损伤，减少氧化应激，有助于整体健康管理。

4.提供膳食纤维

黄花菜是膳食纤维的良好来源，膳食纤维有助于促进肠道健康，维持消化系统的正常功能。健康的消化系统可以更有效地排除废物和有害物质，包括过多的尿酸。

（四）黄花菜的食用建议

黄花菜是一种营养丰富的食材，适合多种烹饪方式。在食用黄花菜时，有以下一些建议。

1.泡发处理

黄花菜通常以干燥形式出售，需要在食用前进行泡发。将干黄花菜放入20～40℃温水中浸泡20～30分钟，或直到完全变软。泡发可以去除杂质并恢复其原始的质感。

2.清洗和修剪

泡发后的黄花菜需要彻底清洗以去除残留的沙子或杂质。有时候，黄花菜的根部可能比较坚硬，建议将硬的根部剪掉，只使用柔软的花朵和茎部。

3.烹饪方法

（1）炒菜：可以与蔬菜或肉类一起快炒，以更好地保留营养（如维生素C）。

（2）汤料：适合用作汤的配料，炖煮后汤汁中游离氨基酸增加2～3倍，溶出的鲜味氨基酸可增添风味。

（3）拌菜：泡发、清洗并焯水后的黄花菜可以用来制作凉拌菜，与调味料如醋、酱油、芝麻油等混合。

（4）煮粥：将黄花菜与大米一起煮，做成营养丰富的粥。

4.注意食用量

虽然黄花菜营养丰富，但建议适量食用，过量食用任何食物都可能导致不良反应，如胃部不适。

5.存储

干黄花菜应该存放在干燥、阴凉的地方，避免潮湿造成霉变。泡发后未用完的黄花菜应该放在冰箱中，并尽快食用。

五、紫薯

紫薯（图5-8），也称为紫色甘薯或紫心地瓜，是甘薯的一个品种，其显著特征是肉质部分呈紫色，这种颜色源于其富含的花青素——一种强效的天然抗氧化剂，它不仅赋予紫薯鲜艳的颜色，还能为人类带来诸多健康益处。

（一）紫薯的历史

紫薯原产于南美洲，特别是中美洲和南美洲的安第斯地区，当地原住民种植和食用包括紫薯在内的甘薯已有数千年。在安第斯文化中，紫薯是主要食物，用于日常饮食和仪式。16世纪初，西班牙和葡萄牙探险者将甘薯带到欧洲并传播到其他国家和殖民地，紫薯随后引入亚洲，在日本和中国逐渐成为流行食材，在日本被称为“紫芋”。随着人们对食物营养和健康益处的重视，紫薯因富含花青素等抗氧化剂而变得更加受欢迎。紫薯因其独特的颜色和营养价值在烹饪中应用广泛，涵盖传统煮食、烘焙及现代甜点、饮品等。

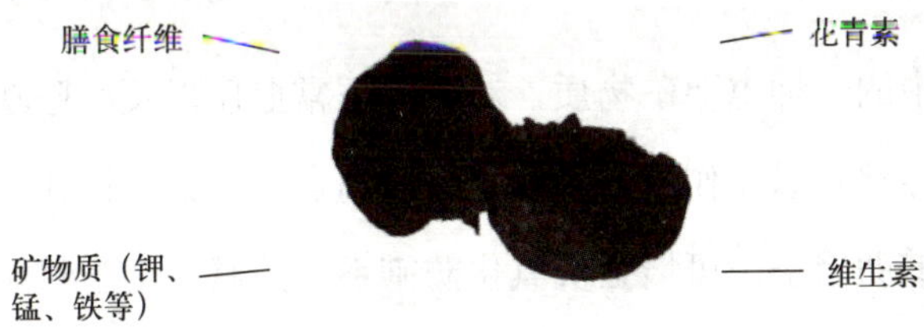

图5-8　紫薯

（二）紫薯的营养成分

紫薯是一种营养丰富的食物，以其鲜艳的紫色和健康益处而闻名。以下是紫薯的主要营养成分。

1.花青素

紫薯中最突出的成分是花青素，它是一种强效的抗氧化剂。花青素的抗氧化能力是维生素C的20倍，可抑制炎症因子（如TNF-α）和保护心血管，体外实验提示花青素可抑制癌细胞增殖。

2.膳食纤维

紫薯是膳食纤维的良好来源。膳食纤维有助于促进消化健康，维持肠道功能，帮助控制血糖水平，以及管理体重。

3.维生素

紫薯含有丰富的维生素C，维生素C是一种重要的水溶性维生素，对免疫系统、皮肤健康和伤口愈合都非常重要。紫薯还提供维生素B_6，维生素B_6对蛋白质代谢、血红蛋白生成和神经系统健康必不可少。此外，紫薯中还含有少量的维生素A和维生素E，它们可以帮助抵抗氧化应激，减少慢性病的风险。

4.矿物质

钾是紫薯中的一种重要矿物质，对维持正常血压以及心脏功能、肌肉收缩和神经信号传导都有重要作用。紫薯中有较高含量的锰，锰作为超氧化物歧化酶（SOD）的辅助因子，可增强抗氧化防御系统，减少细胞氧化损伤。紫薯中还含有一定量的铁，对预防贫血有辅助作用。

这些营养成分使得紫薯成为一种有益健康的食品，适合纳入平衡饮食中，以提供多种健康益处。

（三）紫薯与痛风

紫薯凭借其丰富的营养成分，常被视为健康饮食的优选食材之一。对于痛风患者来说，饮食选择尤为关键，因为食物成分可直接或间接影响体内尿酸水平。以下是紫薯对痛风影响的几个关键点。

1.低嘌呤含量

紫薯的嘌呤含量相对较低。嘌呤是尿酸的前体，尿酸是痛风发作的直接原因。因此，食用低嘌呤食物，如紫薯，通常被认为对痛风患者是安全的。

2.高抗氧化和抗炎特性

紫薯中丰富的抗氧化剂（特别是花青素）有助于抗炎和减轻氧化应激。此外，紫薯中的维生素C和多酚类化合物，可协同清除自由基，形成抗氧化网络。紫薯中的抗氧化剂通过抑制炎症信号通路和降低黄嘌呤氧化酶活性，在动物实验中证实可缓解痛风炎症和减少尿酸生成。对于痛风患者来说，这些特性有助于减少体内的炎症反应和痛风发作的频率。

3. 高膳食纤维含量

紫薯的高膳食纤维含量有助于维持良好的消化健康，促进肠道的正常功能。膳食纤维可以帮助控制体重和血糖水平，这对于痛风患者来说是有益的，因为肥胖和高血糖都是痛风的风险因素。

4. 营养丰富

紫薯是维生素和矿物质的良好来源，这些营养物质对于维持整体健康和预防疾病至关重要。

（四）紫薯的食用建议

紫薯因其营养价值高且口感独特，是一种非常受欢迎的食材。以下是一些紫薯的食用建议。

1. 适量食用

尽管紫薯非常健康，但像所有食物一样，适量食用是关键。紫薯的碳水化合物和能量含量不算低，因此建议将其作为均衡饮食中的一部分来享用，而不是当作一顿饭的主食。

2. 烹饪方法

（1）烘烤：是保留紫薯天然甜味和营养的最佳方法。将整个紫薯洗净，用锡纸包裹后放入烤箱烤熟，即可直接享用。也可以将烤好的紫薯肉取出，加入适量牛奶和蜂蜜捣成香甜的紫薯泥。

（2）蒸制：此法更适合用于制作紫薯泥。将紫薯切片或整个蒸熟后，压成泥状。这份紫色的天然颜料，是制作蛋糕、面包等点心的绝佳原料，能为美食增添独特的色泽与营养。

（3）煮：煮紫薯也是一种常见的做法，可以用来制作甜品或是与其他食材一起煮汤。

3.存储和清洗

（1）存储：紫薯应存放在阴凉、干燥的地方，避免阳光直射。

（2）清洗：食用前确保彻底清洗紫薯，去除表面的泥土和残留物。

六、益生菌

益生菌（图5-9）是一类对人体健康有益的活性微生物，主要定植于肠道内，在维持肠道菌群平衡、促进营养物质消化吸收等方面发挥重要作用。这类微生物多属于乳酸菌、双歧杆菌等有益菌种，通常可通过食物摄入或补充剂等方式进入肠道，进而发挥益生功效。

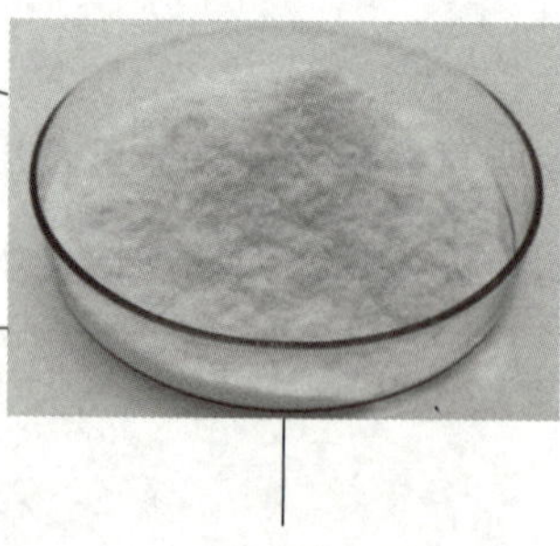

图5-9　益生菌

（一）益生菌的历史

益生菌历史久远，早期人们虽不了解微生物，但已开始食用含益生菌、有益健康的发酵食品，如酸奶、酸黄瓜和泡菜等。19世纪，法国微生物学家巴斯德发现微生物可抑制有害细菌，提出“微生物拮抗”现象。益生菌研究渐兴，人们意识到肠道微生物群的重要性。20世纪初，乳酸菌和双歧杆菌等有益菌种被发现能调节肠道菌群平衡、促进健康。1965年，Lilly和Stillwell正式定义益生菌。随着科技发展，20世纪后期，益生菌被广泛用于食品工业，生产含益生菌的乳制品和保健品。如今，益生菌受众多人关注青睐。随着对肠道微生物群了解加深，其研究和应用前景将更广阔。

（二）益生菌中的活性成分

益生菌能通过调节肠道菌群平衡来改善肠道健康及代谢功能。因此，其相关活性成分可能对降低尿酸水平、预防痛风发作起到一定的辅助作用。

1.益生菌菌种

益生菌菌种中的乳酸菌和双歧杆菌等有益菌种可能通过促进肠道健康、改善消化和吸收功能，有助于维持尿酸代谢的平衡。乳酸菌有助于维持肠道菌群的平衡，减少有害菌的生长。一些研究表明，肠道健康与尿酸代谢有关，良好的肠道健康可能有助于降低尿酸水平。乳酸菌还可能通过调节免疫系统功能，减少炎症反应和自由基的产生，从而有助于减轻痛风发作时的症状。双歧杆菌也是一类常见的益生菌，有助于维持肠道菌群的平衡，促进肠道健康。一些研究表明，双歧杆菌可能对调节免疫系统和减轻炎症反应具有一定的作用，从而有助于减缓痛风的发作。

2. 益生元

益生菌产品中常含有益生元，如低聚果糖和菊粉等。益生元是一种可以被肠道菌群利用的特殊碳水化合物，在维持肠道健康和促进益生菌生长方面发挥重要作用。益生元是益生菌的重要营养来源，可以促进有益菌的生长和活性，维持肠道菌群的平衡。良好的肠道菌群平衡可能有助于降低尿酸水平，减少尿酸的吸收和循环。益生元有助于改善肠道环境，减少有害菌的生长，维持肠道黏膜的健康。一些研究表明，良好的肠道健康与尿酸代谢有关，有助于降低尿酸水平和预防痛风的发作。

3. 纤维素

益生菌产品中的一些成分可能含有纤维素，如膳食纤维等。膳食纤维有助于促进肠道蠕动和排便，减少尿酸在肠道内的吸收和循环，从而有助于降低尿酸水平。

4. 维生素和矿物质

益生菌产品中可能含有一定量的维生素和矿物质，如维生素C、B族维生素、镁等。这些营养素对身体的代谢功能和尿酸代谢可能有一定的影响。维生素C是一种抗氧化剂，可以帮助清除体内自由基，减少氧化应激，有助于减轻炎症反应，对预防痛风有益。此外，维生素C可以帮助减少尿酸的积累，促进其排泄。B族维生素包括多种维生素，如维生素B_6、维生素B_{12}等。这些维生素在新陈代谢过程中起着重要作用，可能有助于调节尿酸的代谢。镁是一种重要的矿物质，参与了多种酶反应和新陈代谢过程。镁可能有助于降低尿酸水平，促进尿酸排泄，从而对痛风有一定的益处。

（三）益生菌与痛风

益生菌在痛风中的作用尚未得到充分证实，但一些研究表明，益生菌可能通过维持肠道菌群平衡、调节免疫系统、减轻炎症反应和增加尿酸排泄等，对痛风患者产生一定的影响。

1.维持肠道菌群平衡

益生菌有助于维持肠道菌群的平衡，减少有害菌的生长，增加有益菌的数量。良好的肠道菌群平衡可能有助于降低血尿酸水平，减少尿酸在肠道内的吸收和循环。益生菌还可能通过影响肠道的吸收功能，减少尿酸的吸收而降低其在体内的积累。一些研究表明，益生菌可能影响肠道的通透性和黏膜屏障功能，从而减少尿酸的吸收。

2.调节免疫系统

益生菌可能通过调节免疫系统的功能，减少炎症反应和白介素的产生，从而有助于减轻痛风患者的炎症和疼痛。一些研究表明，益生菌通过调节免疫细胞的活性，改善免疫系统的功能。

3.减轻炎症反应

痛风是由尿酸晶体在关节和周围组织中沉积引起的炎症性疾病。益生菌可能通过减轻炎症反应和改善肠道黏膜屏障功能，间接影响痛风的发作频率和严重程度。

4.增加尿酸排泄

一些研究表明，益生菌可能通过促进尿酸的排泄来降低其在体内的积累。这可能与益生菌减轻肾小管间质炎症、改善肾功能，并使肾脏URAT1、GLUT9等尿酸重吸收转运体表达下降、尿酸排泄增加的机制有关。同时，由于肠道尿酸重吸收减少，血尿酸降低，肾小管尿酸浓度梯度降低，进一步增加尿酸的排泄。

尽管有一些研究表明益生菌能降低痛风发作的频率，但具体效果需要更多的临床研究验证。因此，应谨慎选择益生菌产品，并在医生或营养师的指导下使用。

（四）益生菌的食用建议和食用方式

1.益生菌的食用建议

可以根据个体的健康状况、饮食习惯和益生菌产品的类型来确定。

（1）选择合适的益生菌产品：在选择益生菌产品时，应选择已经被科学验证并且具有良好口碑的品牌。确保产品中包含足量的益生菌，并尽可能选择适合自己的剂型，如益生菌药丸、粉末或饮料。

（2）遵循生产商的指导：按照益生菌产品的说明书或生产商的建议服用，以确保安全性和有效性。一般建议在餐前或餐后服用，以帮助益生菌在肠道中生存和繁殖。

（3）适量摄入：虽然益生菌对肠道有益，但也不宜过量摄入。具体剂量应根据产品的种类和生产商的建议而定。

（4）持续均衡饮食：益生菌是维持肠道健康的一部分，但它并不是唯一的因素。为了最大限度地发挥其益处，还应保持均衡的饮食，包括摄入足够的膳食纤维、维生素和矿物质。

需要注意的是，孕妇、哺乳期妇女、免疫系统受损的人群以及正在接受药物治疗的人群应在医生的指导下使用益生菌产品。

总的来说，益生菌是一种有益的补充剂，可以帮助维持肠道健康和整体健康。但具体使用方法和剂量，建议咨询医生或临床营养师。

2.益生菌的食用方式

可以根据产品的类型和个人的喜好来选择。

（1）益生菌饮料：一些益生菌产品以饮料的形式出现，如益生菌酸奶、发酵乳等。这些饮料通常含有活性益生菌，并且口味丰富，易于食用。

（2）益生菌药丸或胶囊：益生菌药丸或胶囊是常见的益生菌补充剂形式，其优点是方便携带、剂量准确，且不受口味等因素影响。

（3）益生菌粉末：益生菌粉末可以直接添加到饮料或食物中，如水、果汁、酸奶、早餐麦片等。这种形式的益生菌产品常常无味或味道较淡，可以更灵活地与其他食物搭配。

（4）发酵食品：一些发酵食品，如酸菜、泡菜、酸豆浆等，也含有益生菌。通过食用这些食品，可以摄入一定量的益生菌，同时还能获得其他营养成分。

（5）益生菌冻干片：这是一种便于携带和服用的益生菌产品形式，可直接口服或溶解在水中饮用。

无论选择哪种形式的益生菌产品，都应根据产品说明书或生产商的建议进行正确的使用。此外，为了确保益生菌产品的有效性，应将其存储在干燥、阴凉的地方，避免高温、高湿、紫外线等。

总体而言，食物中含有的膳食纤维、多酚类化合物（如类黄酮、酚酸类化合物）、维生素C、矿物质（如钾、镁等）以及具有利尿作用的成分等，有助于降低尿酸水平并预防痛风发作，因此选择富含这些成分的食物对痛风患者尤为有益。在实际管理中，通过增加上述有益成分的摄入、减少高嘌呤食物的摄取，同时结合健康的生活方式（如规律运动、控制体重、避免饮酒等），能够更有效地调控尿酸水平，从而降低痛风发作风险。

参考文献

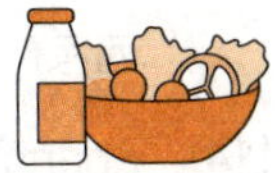

[1] 张文静，张莉芸，马丹．双源CT在痛风诊断和病情检测的研究进展[J]. 临床医药文献电子杂志，2015，2(20)：4210.

[2] 邵加庆．痛风急性发作特别嘱咐[J]. 江苏卫生保健，2022(3)：0 7.

[3] 李燕，陈秋志，於一凡，等．痛风患者复发现状及其影响因素分析[J]. 现代预防医学，2022，49(4)：759-763.

[4] 傅强，吴双，孙瑞茜，等．吕仁和从肝论治预防痛风复发经验[J]. 中医杂志2022，63(23)：2213-2217.

[5] 朱志安．要治痛风先控制高尿酸血症[J]. 家庭医药（快乐养生），2016.(11)：54.

[6] 柏李裕年，焦洋．难治性痛风的治疗[J]. 中华临床免疫和变态反应杂志，2023，17(4)：357-361.

[7] 徐盛嘉，宋彦霖，孟凡华，等．基于疼痛机制的物理治疗方法研究[J]. 四川体育科学，2023，42(6)：35-40.

[8] 叶新，徐海涛，何水连．滋阴除痹汤联合温针灸命门穴治疗老年痛风性关节炎的临床研究[J]. 实用中医内科杂志，2023，37(11)：120-122.

[9] 张卓君，孙颖，杨晓凌，等．萆薢分清丸联合别嘌醇治疗痛风患者高尿酸血症的临床疗效和安全性[J]. 复旦学报（医学版），2020，47(2)：245-250.

[10] 李娟，蒙向欣，赵威，等．五仁润肠加味汤治疗痛风性肾脏病变伴慢性肾功能不全[J]. 世界中医药，2020，15(8)：1167-1170.

[11] 李福亮，王建伟，沈悦．散结通络益肾泄浊法联合别嘌醇缓释胶囊治疗早期痛风肾病效果及对患者症状改善、生化指标的影响[J]. 临床误诊误治，2023，36(12)：140-145.

[12] 佟颖，程自超．痹宁汤联合依托考昔治疗痛风肾病疗效观察[J]. 世界中西医结合杂

志，2018，13(1)：1-4.

[13] 刘丽娟. 延续性护理配合心理指导对痛风性关节炎患者疼痛及负性情绪的影响[J]. 山西医药杂志，2023，52(11)：871-873.

[14] Zhang Y, Chen S, Yuan M, et al. Gout and diet: a comprehensive review of mechanisms and management[J]. Nutrients, 2022, 14(17):3525.

[15] Danve A, Sehra S T, Neogi T. Role of diet in hyperuricemia and gout[J]. Best Pract Res Clin Rheumatol, 2021, 35(4):101723.

[16] Kim J, Jung D Y, Lee J H, et al. Association between serum uric acid levels and dietary fiber intake in adults: the Korea national health and nutrition examination survey (KNHANES VII, 2016-2018) [J]. Nutr Metab (Lond), 2024, 21(1): 33.

[17] Juraschek S P, Miller E R 3rd, Gelber A C. Effect of oral vitamin C supplementation on serum uric acid: a meta-analysis of randomized controlled trials[J]. Arthritis Care Res (Hoboken), 2011, 63(9):1295-1306.

[18] Li H, Shi L, Chen X, et al. Association between dietary intake of flavonoids and hyperuricemia: a cross-sectional study[J]. BMC Public Health, 2023, 23(1):1227.

[19] Ren L, Dang L, Wang D, et al. Natural polysaccharides in the prevention of hyperuricemia: Source, classification, mechanism, application in food industry[J]. Int J Biol Macromol, 2025, 286:138421.

[20] Ma W, Ye G, Liu Y, et al. Impact of alcohol consumption on hyperuricemia and gout: a systematic review and meta-analysis[J]. Front Nutr, 2025, 12:1588980.

[21] 中国营养学会. 中国居民膳食指南(2022)[M]. 北京：人民卫生出版社，2022.

[22] 中华医学会内分泌学分会. 中国高尿酸血症与痛风诊疗指南(2019)[J]. 中华内分泌代谢杂志，2020，36(1)：1-13.

[23] 王新宴，凌云，储晓刚，等. 肉制品中四种嘌呤含量在水煮过程中的变化[J]. 食品科

学，2008，29(7)：67–69.

[24] Wen Z Y, Wei Y F, Sun Y H, et al. Dietary pattern and risk of hyperuricemia: an updated systematic review and meta–analysis of observational studies[J]. Front Nutr, 2024, 11:1218912.

[25] Mao T, He Q, Yang J, et al. Relationship between gout, hyperuricemia, and obesity–does central obesity play a significant role?–a study based on the NHANES database[J]. Diabetol Metab Syndr, 2024, 16(1):24.

[26] Choi H K, Atkinson K, Karlson E W, et al. Obesity, weight change, hypertension, diuretic use, and risk of gout in men: the health professionals follow–up study[J]. Arch Intern Med, 2005, 165(7):742–748.

[27] Choi H K, Curhan G. Beer, liquor, and wine consumption and serum uric acid level: the Third National Health and Nutrition Examination Survey[J]. Arthritis Rheum, 2004, 51(6):1023–1029.

[28] Zhang Y, Wang T, Wang X, et al. *Apium Graveolens* Linn. (Celery) Seeds: a comprehensive review of phytochemistry profile, pharmacological effects and future trends[J]. Food Reviews International, 2025: 1–28.

[29] Tashakori–Sabzevar F, Ramezani M, Hosseinzadeh H, et al. Protective, hypoglycemic and hypolipidemic effects of celery seed in streptozotocin–induced diabetic rats: experimental evaluation with histopathological study[J]. Acta Diabetol, 2016, 53(4):609–619.

[30] Li R, Tan Y, Li Y, et al. Effects of tart cherry powder on serum uric acid in hyperuricemia rat model[J]. Evid Based Complement Alternat Med, 2020, 2020:1454305.

[31] Shi E, Wang R, Xu L, et al. Tart cherry extract alleviates gouty inflammatory response by down–regulating NF–κB signaling pathway[J]. Food Bioscience, 2025, 71:107253.

[32] Kūka M, Čakste I, Geršebeka E. Determination of bioactive compounds and

mineral substances in Latvian birch and maple saps[J]. Proc Latv Acad Sci. Sect. B. Nat. Exact Appl. Sci. 2013, 67: 437-441.

[33] Ozolinčius R, Bareika V, Rubinskienė M, et al. Chemical composition of silver birch (*Betula pendula* Roth.) and downy birch (*Betula pubescens* Ehrh.) sap[J]. Baltic Forestry, 2016, 22(2): 222-229.

[34] Wang L X, Wang Y H, Chen C, et al. Advances in research on the main nutritional quality of daylily, an important flower vegetable of Liliaceae[J]. Peer J, 2024, 12:e17802.

[35] Rosell M d L Á, Quizhpe J, Ayuso P, et al. Proximate composition, health benefits, and food applications in bakery products of purple-fleshed sweet potato (*Ipomoea batatas* L.) and its by-products: a comprehensive review[J]. Antioxidants, 2024, 13(8):954.

[36] Li A, Xiao R, He S, et al. Research advances of purple sweet potato anthocyanins: extraction, identification, stability, bioactivity, application, and biotransformation[J]. Molecules, 2019, 24(21):3816.

[37] Subawa I W, Astawa P, Bakta I M, et al. Purple sweet potato (*Ipomoea batatas* L.) extract effects on levels of inflammatory markers and chondrocyte count in gout arthritis Wistar rat model[J]. Foot Ankle Surg, 2023, 29(8):611-615.

[38] Hwa K S, Chung D M, Chung Y C, et al. Hypouricemic effects of anthocyanin extracts of purple sweet potato on potassium oxonate-induced hyperuricemia in mice[J]. Phytother Res, 2011, 25(9):1415-1417.

[39] 杨新如，唐甲越，曾小群，等. 益生菌缓解高尿酸血症：研究现状、作用机制及面临的挑战[J]. 食品工业科技，2024，45（20）：415-425.

[40] Tong S, Zhang P, Cheng Q, et al. The role of gut microbiota in gout: Is gut microbiota a potential target for gout treatment[J]. Front Cell Infect Microbiol, 2022, 12:1051682.

[41] Zhao S, Feng P, Hu X, et al. Probiotic *Limosilactobacillus fermentum* GR-3 ameliorates human hyperuricemia via degrading and promoting excretion of uric acid[J]. iScience, 2022, 25(10):105198.

[42] Rodríguez J M, Garranzo M, Segura J, et al. A randomized pilot trial assessing the reduction of gout episodes in hyperuricemic patients by oral administration of *Ligilactobacillus salivarius* CECT 30632, a strain with the ability to degrade purines[J]. Front Microbiol, 2023, 14:1111652.